妊娠、分娩综合处理

妊娠、分娩、产后及新生儿期保健：基础临床实践指南

Pregnancy，Childbirth，Postpartum and Newborn Care：A guide for essential practice

第 3 版

主审：庞汝彦　黄小娜　陆　虹
主译：赵　温　侯　睿

人民卫生出版社

本书英文版于 2015 年由世界卫生组织(World Health Organization)出版,书名为:*Pregnancy, Childbirth, Postpartum and Newborn Care: A guide for essential practice—3re ed*
© World Health Organization

图书在版编目(CIP)数据

妊娠、分娩、产后及新生儿期保健基础临床实践指南/世界卫生组织(WHO)组织编写;赵温,侯睿主译. —北京:人民卫生出版社,2019
ISBN 978-7-117-28413-4

Ⅰ.①妊… Ⅱ.①世…②赵…③侯… Ⅲ.①妊娠期-妇幼保健-指南②产褥期-妇幼保健-指南③新生儿-护理-指南
Ⅳ.①R715.3-62②R174-62

中国版本图书馆 CIP 数据核字(2019)第 072265 号

妊娠、分娩、产后及新生儿期保健:基础临床实践指南

主　　译: 赵温　侯睿
出版发行: 人民卫生出版社(中继线 010-59780011)
地　　址: 北京市朝阳区潘家园南里 19 号
邮　　编: 100021
E - mail: pmph @ pmph.com
购书热线: 010-59787592　010-59787584　010-65264830
印　　刷: 北京铭成印刷有限公司
经　　销: 新华书店
开　　本: 889×1194　1/16　**印张:** 11.5　**字数:** 375 千字
版　　次: 2019 年 6 月第 1 版　2024 年 6 月第 1 版第 4 次印刷
标准书号: ISBN 978-7-117-28413-4
定　　价: 118.00 元
打击盗版举报电话: 010-59787491　E-mail: WQ @ pmph.com
(凡属印装质量问题请与本社市场营销中心联系退换)

译者序言

妇女儿童健康是全民健康的重要基石，《“健康中国 2030”规划纲要》提出，要实现从胎儿到生命终点的全程健康服务和健康保障，妇女儿童健康是其中重要的一环。妇幼健康工作以保障母婴安全为主题，守护着生命的起点，贯穿着全生命周期，对于推进健康中国建设至关重要。我国全面两孩政策实施后，高龄孕产妇比例明显升高，妊娠风险显著增加，对妇幼保健工作者提出了新的挑战。面临新形势，新任务，我国迫切需要加强围产期保健服务的规范性。

世界卫生组织在大量循证研究的基础上，编写了《妊娠、分娩、产后及新生儿期保健：基础临床实践指南》，目前已经更新到第 3 版，目的在于帮助妇幼健康工作者正确处理妇女在妊娠、分娩、产后或流产后及新生儿出生后 1 周内的医疗保健需求，为母亲和新生儿提供高质量的围产期保健服务。这与我国目前推动的提高妇幼健康工作人员能力和素质，加强助产技术培训等一系列施的目的相契合，都是使更多孕产妇和婴儿得到优质的服务。因此，我非常高兴地看到《妊娠、分娩、产后及新生儿期保健：基础临床实践指南》这本书中文版的翻译出版，感谢世界卫生组织的支持和国内各位专家的积极参与，该书简明易懂，逻辑清楚，可操作性强，适于在基层应用，相信这本书可以作为临床实践很好的参考，有助于推动我国围产期保健服务的发展和完善，为保障母婴健康做出贡献。

秦耕

二〇一九年三月二十二日

前言

《妊娠、分娩、产后及新生儿保健：基础临床实践指南》（第 3 版）（以下简称《指南》）根据世界卫生组织最新推荐的围产期保健内容进行了更新，包括子痫前期、子痫、产后出血、产后母婴保健、新生儿复苏、预防母婴 HIV 传播和婴儿喂养、孕期疟疾预防、孕期戒烟及避免二手烟、产后抑郁、产后计划生育以及流产后关爱等内容。

修订的《指南》提供最新循证医学的规范和标准。在基层卫生保健机构，医务人员可以为母亲和新生儿提供高质量的、综合的孕期、分娩和产后服务。本《指南》有助于各个国家的妇女在怀孕、分娩和产后数周内享有安全和快乐的医疗服务以及新生儿保健服务，世界卫生组织提议，该《指南》会定期更新。

《指南》在世界卫生组织、联合国人口基金会、儿童基金会和世界银行间达成了共识，最主要目的是降低孕产妇、围产期的死亡率和发病率。各机构应该密切合作，努力减少产妇、围产期的死亡率和发病率。每个机构的原则和政策由各机构的决策者来管理，具体实施可以根据本机构情况做调整。

致谢

《指南》2006 版是在 Jerker Liljestrand, Jelaka Zupan 领导下，由世界卫生组织(WHO)生殖健康与研究部的专家团队撰写完成的。《指南》的构思和第一稿是由 Sandra Gove 和 Patricia Whitesell/ACT International Atlanta 完成的。

《指南》的修订是由 Annie Portela, Luc de Bernis, Omella Lincetto, Rita Kabra, Maggie Usher, Agostino Borra, Rick Guidotti, Elisabeth Koff, Mathews Matthai, Monir Islam, Felicity Savage, Adepeyu Olukoya, Aafje Rietveld, Tin Tin Sint, Ekpini Ehounu, Suman Mthta 完成。

WHO 区域性办事处和 WHO 下属各部门提供以下有价值的信息：

- 生殖健康与研究(RHR)
- 母亲、新生儿、儿童与青春期健康发展(MCA)
- 人类免疫缺陷病毒/获得性免疫缺陷综合征
- 营养与健康发展(NHD)
- 基本药品和健康产品(EMP)
- 免疫、疫苗和生物制品(IVB)
- 心理健康和药物依赖(MSD)
- 性、妇女和健康(GWH)
- 世界卫生组织防盲和防聋团队(PBD)
- 预防非传染性疾病(PND)

编辑：Nina Mattock, Richard Casna
策划：rsdedigns. com sàrf
封面设计：Maíre Ní Mhearáin

WHO 真诚感谢为妇女和新生儿健康做出重大贡献的 100 多家机构和个人，他们分别来自 35 个国家和地区，带来了丰富的经验和非常宝贵的专家建议，并花费精力和时间编写和修改 2006 版文稿。

该指南得到国际助产士联盟、国际妇产科联盟和国际儿科学会的认可。

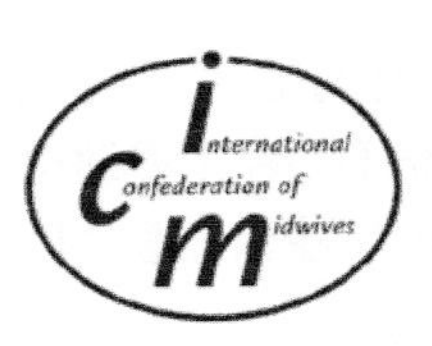

International Confederation of Midwives

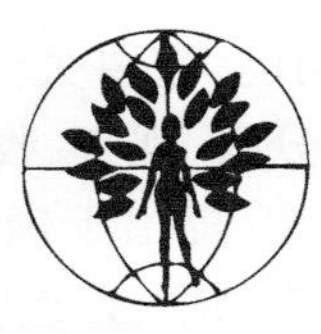
International Federation of Gynecology and Obstetrics

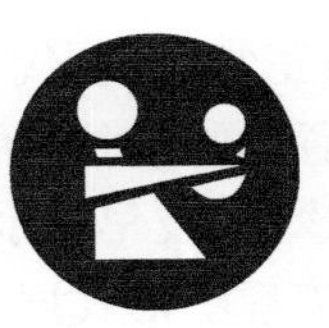
International Pediatric Association

联合国儿童基金会和澳大利亚、日本、美国政府以及世界银行为《指南》2006 版提供财政支持。

本版本由 Jelka Zupan 和 Juana Willumsen 修改和更新，世卫组织/MCA 的 Maurice Bucagu 提供技术支持

《指南》为 WHO、联合国儿童基金会(UNFPA)、联合国人口基金会(UNICEF)和世界银行在降低孕产妇围产期发病率和死亡率方面达成共识，这些机构鼎力合作，共同为降低围产期发病率和死亡率而努力奋斗。根据《指南》的精神，各机构和部门根据自身的特点制定相应的措施。

在此表示感谢。另外，WHO 妊娠安全倡导者对承担项目的荷兰、挪威、瑞典、英国和北爱尔兰等国家和地区的政府表示衷心的感谢！

导读

《妊娠、分娩、产后及新生儿期保健:基础临床实践指南》第3版,是世界卫生组织推荐的围产保健方面的工具书,通过提供循征医学的证据,指导卫生保健工作者正确处理妇女在妊娠、分娩、产后或流产后及新生儿出生后1周内的医疗保健需求,旨在降低孕产妇和围产儿发病率和死亡率。

本《指南》以临床症状为主线,进行快速评估和处理。根据症状严重程度分级,绿色代表正常,黄色代表有问题,需要关注并定期随访,红色表示病情严重需要马上处置,通过对症状颜色分级,观察、收集信息,结合辅助检查结果,做出诊断和鉴别诊断,及早识别并发症,提出干预和治疗建议,还包括人性化咨询。篇章结构以流程图形式展现,简单明晰,重点突出。

该《指南》的特点是顺藤摸瓜,环环相扣,构思严谨,可操作性强,提供很好的临床和保健相结合的思维模式、特别适合医学生教学、新入职临床医生、基层医院妇产科医生、妇女保健工作者使用。

为保证孕产安全,原国家卫生计生委办公厅下发《关于印发孕产妇妊娠风险评估与管理工作规范的通知》(国卫办妇幼发〔2017〕35号),根据疾病诊断,对孕产妇妊娠风险采用五色球分级管理,本《指南》和现行的孕产妇妊娠风险评估分别从症状和临床诊断不同角度进行管理,殊途同归。

《指南》是世界卫生组织提供的一本通用指南,各国在使用时可以做相应的修改,从而使妊娠和分娩更安全。《指南》中有几个方面与我国情况不尽相同。①推荐使用的抗生素多数是克林霉素和庆大霉素;②消毒用酒精是70%的;③脐带消毒用醋酸洗必泰、龙胆紫;④家庭分娩;⑤基本的四次产检、孕妇HIV筛查是自愿的。我国各地医疗资源不均衡,但是倡导住院分娩,已经将艾滋病、梅毒和乙肝三项列入早孕期必查项目,国家基本公共卫生服务5次产检等。所以读者可以根据当地情况,有选择、有批判、有鉴赏性的阅读。

目录

引言

A 良好的保健原则

B 孕龄妇女的快速检查、快速评估和处理

B 女患者急诊治疗

B 早孕期出血和流产后关爱

目录

C 产前检查

D 分娩:临产,分娩和立即的产后护理保健

目录

目录

引言

《妊娠、分娩、产后及新生儿保健：基本临床实践指南（PCPNC）》（第3版）是一本实用手册，目的是通过提供循征医学的证据，指导卫生保健工作者正确处理妇女在妊娠、分娩、产后或流产后及新生儿出生后1周内的医疗保健需求，包括地方病、传染病，如疟疾、艾滋病感染（艾滋病）、结核及贫血的治疗。

所有的指导建议都是面向提供初级卫生保健服务的熟练接生员，或是基层医疗服务机构、社区的医务人员，适用于为妇女提供产前保健，分娩、产后或流产后关爱，有急诊需求的妇女，新生儿出生至1周内常规护理及紧急服务的工作人员。

本书是做出临床诊疗决定的指南，通过对关键问题，必要的观察和检查建议以及基于研究的干预措施的推荐，帮助医务人员收集信息，分析、分类利用相关的信息，及早发现并发症，在早期给予治疗，包括及时必要的转诊。

正确使用本书有利于发展中国家减少高危妊娠发生，降低围产期发病率和死亡率，从而使怀孕和分娩更安全。

本书不是为直接使用而设计的。而是一本通用的指南，应该首先适应当地的需求和资源，应涵盖技术熟练的接生员并能够治疗最严重的地方病，符合当地治疗指南和其他政策。它还可用于帮助各国编写本国的指南、培训计划和其他辅助材料。

第一部分，如何使用《指南》，介绍编排顺序，目录和篇章结构陈述，每一章都有如何使用的简单阐述，帮助读者正确使用。

《指南》由世界卫组织生殖健康和研究司和孕产妇、新生儿、儿童和青少年健康司共同开发，并得到世界卫生组织下列部门的支持：

- 人类免疫缺陷病毒/获得性免疫缺陷综合征
- 营养与健康发展（NHD）
- 基本药品和健康产品（EMP）
- 免疫、疫苗和生物制品（IVB）
- 精神卫生和药物滥用监测（MSD）
- 性别、妇女和健康（GWH）
- 世界卫生组织防盲和防聋团队（PBD）
- 预防非传染性疾病（PND）

如何阅读使用《指南》

《指南》包括妇女在孕期、分娩、产褥期常规保健、流产后关爱、新生儿保健等常规保健及急诊救治措施，减少常见病和其他疾病的发生率，诸如疟疾、贫血、HIV/AIDS 和结核病，降低孕产妇和围产儿的发病率和死亡率。

遵循本《指南》操作，大多数妇女和新生儿如果不生病和(或)没有并发症，是预约复诊，可以排队就诊。然而，少数急诊临产孕妇或新生儿就诊，要开绿色通道，给予特别关照。

临床内容分为以下六个章节

- 快速检查和紧急处置(也称快速评估处理 RAM)参考妇女紧急处理之章节
- 流产后关爱
- 产前检查
- 宫缩和分娩
- 产后保健
- 新生儿护理

上述六章临床操作部分包括一系列处理流程和信息图表

- 常规保健指导，包括监测母亲和婴儿的健康
- 并发症的早期识别和处理
- 预防措施
- 建议和咨询

除上述常规，还包括其他特殊情况的处理建议

- HIV 咨询、预防和治疗
- 满足妇女的特殊需求
- 与社区建立联系
- 物品、设施、设备、防护措施和实验室检查
- 临床记录举例
- 妇女和家庭关键信息的咨询

在《指南》的开头有一个重要的章节，名为良好护理的原则 A1-A5。适用于所有妇女，包括有特殊需求的妇女。此原则解释了每次访问医疗机构的组织情况，这适用于整体护理。每次访问，医护人员不会再重复这些原则。

有关转诊到二级(转介)医疗医疗机构处理并发症的建议，可参阅下文中助产士及医生指引：

- 妊娠和分娩的并发症管理
- 新生儿问题处理

与母婴、儿童和青少年健康相关的 WHO 其他文件，可以从链接中下载。邮箱 E-mail：mncah@ who. int。

- World Health Organization. Medical eligibility criteria for contraceptive use. Fifth edition, 2015
- Guidelines for the Management of Sexually TransmittedInfections
- Sexually Transmitted and other Reproductive TractInfections: A Guide to Essential Practice
- Consolidated guidelines on the use of antiretroviral drugs for treatingand preventing HIV infection. Recommendations for a public health approach. WorldHealth Organization June 2013
- Service delivery approaches to HIV testing andcounselling (HTC): a strategic HTC programme framework. World Health Organization 2012
- HIV infection. Recommendations for a public health approach. World Health Organization June 2013
- Service delivery approaches to HIV testing and counselling (HTC): a strategic HTC programme framework. World Health Organization 2012
- Malaria and HIV Interactions and their Implications for Public Health Policy
- Interim WHO clinical staging of HIV/AIDS and HIV/AIDS case definitions for surveillance African Region
- HIV and Infant Feeding. Guidelines on HIV and Infant
- Integrated Management of Adolescent and adult illness
- Counselling for maternal and newborn health care: a handbook for building
- Updated WHO policy recommendation: intermittent preventive treatment of malaria in pregnancy using sulfadoxine-pyrimethamine (IPTp-SP). October 2012
- Guidelines for the treatment of malaria
- WHO recommendations for the prevention and treatment of postpartum haemorrhage. 2012
- WHO recommendations for prevention and treatment ofpre-eclampsia and eclampsia. 2011
- WHO recommendations for the prevention and management of tobacco use and second-hand smoke exposure in pregnancy
- Hand hygiene in outpatient and home-based care andlong-term care facilities: a guide to the application of the WHO multimodal hand hygiene improvement strategyand the "My Five Moments For Hand Hygiene" approach. World Health Organization 2012
- Vitamin A supplementation in postpartum. Guideline World Health Organization 2011
- WHO recommendations on interventions to improve preterm birth outcomes. World Health Organization 2015
- WHO guidelines on hand hygiene in healthcare (2009)
- WHO recommendations for prevention and treatment of maternal peripartum infections. 2015
- 19th WHO Model List of Essential Medicines (April2015)
- WHO. Safe abortion: technical and policy guidance for health systems. Second edition
- World Health Organization. Consolidated guidelines on the use of antiretroviral drugs for treating and preventing HIV infection: what's new. Policy brief. 2015
- World Health Organization. WHO recommendations on Postnatal care of the mother and newborn. 2013
- World Health Organization. Guidelines on basic newborn resuscitation. 2012
- World Health Organization. Pocket book of hospital care for children: Second edition. Guidelines for the management of common childhood illnesses. 2013

篇章结构陈述

《指南》是进行临床决策制定的工具书，内容的陈述是按照流程颜色进行框架编排，给出详细的处理方案。

《指南》基于一个综合流程框架，工作人员要根据关键临床症状和体征进行分类，将疾病严重程度用颜色做标记，红色代表紧急危重，黄色代表非紧急，但是要特别关注的绿色代表正常产检的孕妇。

流程图

包括如下内容：
1. 提出关键问题
2. 做重要的观察和检查项目
3. 根据提出的问题、观察和检查发现证据
4. 对发现的信息进行分类
5. 相关的症状分类进行治疗

“治疗建议”意思是提供治疗指导(制订治疗计划，开药和其他治疗，并指出可能存在的副作用及克服的办法)和重要的临床建议，治疗和建议常互相交叉，从中获得更多信息。

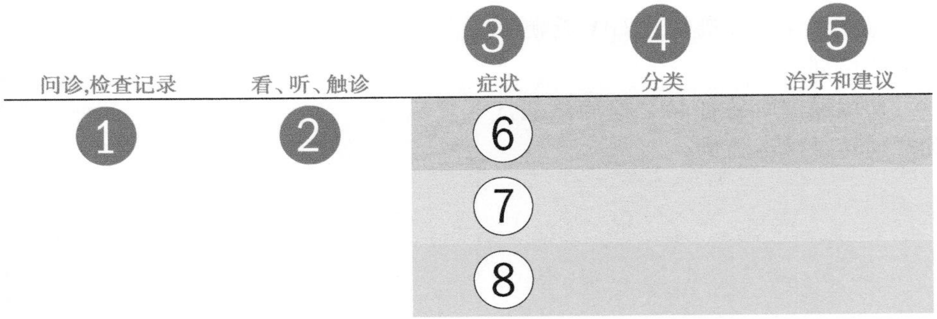

颜色的使用

流程图中使用不同颜色代表病情的程度。

6. 红颜色表示病情危急，需要立即处理，大多需要转诊到上级医疗机构。
7. 黄颜色代表有问题，可以治疗但不需要转诊(转院)。
8. 绿颜色通常代表无异常情况，因此常规护理和随访就可以。

关键顺序步骤

适用于正常与异常分娩的该流程，提供给大家有关安全地分娩的一系列安全措施，以柱形图形式出现，图的左侧是症状，见下图，图的右侧是分娩出现问题时的干预措施，干预措施与相关治疗或信息有关。

治疗和信息页

《指南》以流程图的形式列出了相关治疗和/或信息，并且和其他章节交叉引用。具体内容详实，包括：

- 治疗
- 建议和咨询
- 预防措施
- 相关的程序

信息和咨询单

为妇女、配偶和家庭提供恰当的咨询信息和建议，还包括熟练接生员参与的助产，用简明的方式提供孕产服务(制订分娩和急诊计划，清洁的家庭分娩，产后母婴保健，母乳喂养及流产后关爱)，给孕产妇及其家庭提供相关服务。

表单以通用格式体现。需要适应当地条件和语言，并增加插图，以增进理解、接受和吸引力。不同的项目有特定的格式，如清单或流程图。

《指南》的依据和条件

《指南》中的建议具有普遍性，是根据不同人群的健康特点和卫生保健系统的特点（场所、服务能力、服务机构、资源和人员）而制定的。

人口和地方特色疾病情况

- 围产期孕产妇死亡率高
- 青春期妊娠人数多
- 高地方病高流行：
  - → 贫血
  - → 恶性疟传播
  - → 钩虫病（线虫病、十二指肠钩虫病）
  - → 性传播疾病感染，包括 HIV/AIDS
  - → 维生素 A 或铁剂//叶酸缺乏

卫生保健体系

《指南》假定：

- 在医疗保健的初级阶段提供常规或急诊妊娠、分娩及产后保健服务，如妇女居住地附近的医疗机构，可能是保健所、保健中心或妇产科诊所，也可以是有产房和门诊的医院为妇女提供保健服务
- 由一个熟练接生员提供服务。她/他的工作地点可以是保健中心或医院产科，如果必要可到产妇家里接生

当然，有紧急并发症出现时，有其他医务人员可以接诊或提供支持。

- 人力资源、基础设施、设备、物品和药品是有限的，但药物、静脉输液、物品、手套和必备仪器是完全可以提供的
- 如果保健工作者有高水平的技术（在医疗机构或转诊医院），提供妊娠、分娩和产后保健服务，要按照《指南》中要求的去做
- 常规访视和随访要“预约”在工作日内进行
- 急诊服务（非预约患者：临产和分娩、并发症、严重疾病或病情恶化患者）提供每周 7d，每天 24h 服务
- 妇女或婴儿出现并发症或可能出现并发症，要转诊到二级以上医疗机构
- 转院要考虑就近和其他情况，要保证母婴安全
- 有一些妇女在家由传统接生员或家属助产，或是妇女自己分娩（但是没有技术熟练的接生员助产的家庭分娩是不推荐的）
- 与社区和传统接生员建立联系，初级卫生保健服务和社区参与了母亲和婴儿保健
- 其他项目，如治疗疟疾，结核和其他肺病，HIV 治疗，婴儿喂养咨询需要经过专业培训，由同一机构或医院的不同医务人员提供。检查、初始治疗和转诊由熟练接生员进行
- 所有孕妇首次产检时，医务人员要为其提供常规 HIV 筛查和咨询，可能是在产前检查、在临产时或是在产后

在临产后才第一次到医院的产妇，分娩后要接受 HIV 检测。

保健工作者应接受过 HIV 检测和咨询的培训。

初级保健所备有 HIV 检测试剂盒和抗逆转录病毒药物。

保健工作者的知识和技能

《指南》假定使用人员具有相关的知识和技能，其他培训材料可以配合一起使用。

服务提供者的知识和技术

《指南》的使用者应具备《指南》中所描述的服务的知识和技能。

专家根据需要修订了本《指南》，符合人口统计学和流行病学的要求（如一般人群钙剂摄入量），考虑到医疗资源和服务设施，有实用性强的特点，另外可以作为工具书，获取信息和咨询工具书，成为适合孕妇和新生儿保健的应用的参考书。

良好的保健原则

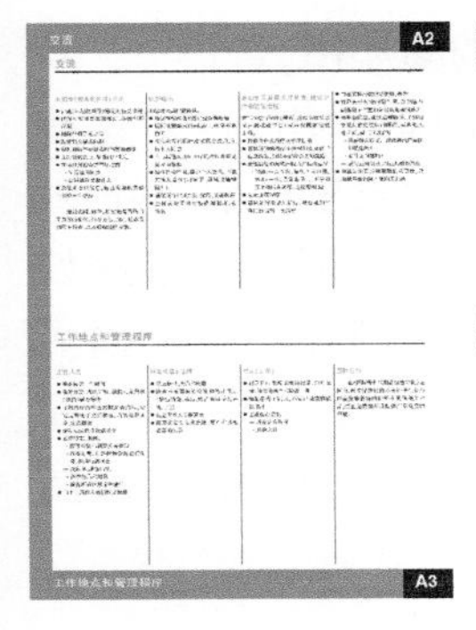

A2 交流

A3 工作地点和管理程序

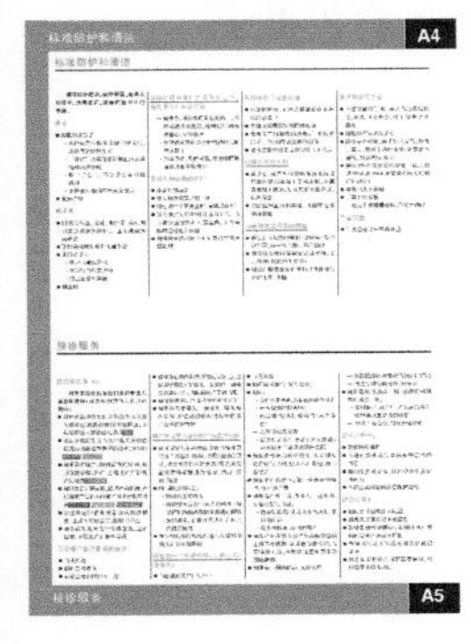

A4 标准防护措施和清洁

A5 接诊服务

良好的保健原则适用于每一次技术熟练的接生员和就诊妇女及其在与婴儿的接触过程。这个原则在每章中不再重复。因此,每一个服务提供者在使用《指南》之前应熟悉以下原则:

- 交流 A2
- 工作地点和管理程序 A3
- 标准防护和清洁 A4
- 接诊服务 A5

交流

与妇女(和她的同伴)交流

- 让她(和她的同伴)感觉到很受欢迎
- 任何时候都要做到友好、尊敬和不武断
- 用简单明了的语言
- 鼓励妇女提出问题
- 询问和解答她提出的问题和需求
- 支持她的观点,帮助做出决定
- 在做任何检查或程序之前
  → 征得她的同意
  → 告诉她你要做什么
- 总结重要的信息,包括常规的实验室检查和治疗

通过提问、解释,核实她是否明白了急诊的症状、治疗方法,何时复诊及到哪里检查,以及明确治疗方案。

保护隐私

和患者及其配偶接触:

- 确保在私密地方进行检查和咨询
- 提问比较敏感的问题时,确保不被偷听
- 在和患者的同伴或家属交流前,征得本人同意
- 不与其他人或在医疗机构以外谈论患者的隐私
- 做体格检查时,保护个人隐私,不被其他人看到(用帘子、屏风或墙壁隔开)
- 确保所有记录真实,保密,妥善保存
- 查阅病历资料实施借阅制度,有签名

给妇女及其婴儿开处方、建议治疗和预防措施

在门诊进行治疗(开药、打疫苗或发放杀虫剂或避孕套)或带药回家注意事项:

- 解释为什么治疗及治疗目的
- 解释所做的治疗不会对妇女及孩子造成伤害,如果不治疗会更加危险
- 表述清楚如何规律服药并提出建议
  → 例如:一天 3 次,每次 2 片口服,每 8h 一次,通常在早上、下午和晚上餐后水送服,连续服用 5d
- 演示服药程序
- 解释如何给婴儿治疗,观察她如何在门诊做第一次治疗
- 向她解释药物的副作用,告诉
- 解释关于药物的副作用,告知这些副作用不严重和如果出现如何处理
- 如果有问题,建议立即随诊,了解妇女及其家庭就医的障碍,或从他人处听说,或用过该治疗
  → 她或好友以前用过此种治疗或防御措施吗?
  → 有什么问题吗?
  → 强化正确信息,纠正其错误信息
- 和她讨论买药和服用的重要性,帮助她考虑如何才能购买此药

工作地点和管理程序

工作地点

■ 准确标识工作时间
■ 准时开诊，或通知她（她们），如果她（她们）需要等待
■ 开始治疗前检查器械是否清洁，功能是否处于完好状态，药品是否齐全、定点摆放
■ 定期清洗保持设施卫生
■ 治疗结束，做到：
→ 废弃垃圾和利器妥善处理
→ 准备消毒，对器械和设施进行消毒，保持清洁状态
→ 换床单，准备清洗
→ 备齐药品和用品
→ 确保所有区域常规清洁
■ 向下一值班人员做好交接班

日常或临时管理

■ 登记器械、药品和疫苗
■ 检查重要器械的功能和物品充足（物品储备，药品、疫苗和避孕药是否用完）
■ 建立医务人员排班表
■ 按要求定期完成分娩、死亡和其他必需的记录

登记（记录）

■ 记录临床发现或家访记录，治疗记录，随诊的理由和随诊日期
■ 如果患者不同意，不要记录家庭隐私情况
■ 正确保存资料
→ 所有临床资料
→ 其他文件

国际公约

在《国际母乳代用品销售守则》范围内，医疗保健机构不允许提供免费的或价格低廉的奶粉和其他相关产品，禁止免费烟草或提供烟草免费的环境。

标准防护和清洁

遵守防护措施，保护母婴、医务人员安全，远离细菌、病毒包括 HIV 的侵袭。

洗手

- 用肥皂水洗手
  - → 在给母亲和新生儿做护理前后，及任何治疗操作前
  - → 当你的手或其他部位被血液或其他体液污染时
  - → 脱下手套时，因为手套有可能破损
  - → 更换被污染的床单或衣服后
- 剪短指甲

戴手套

- 做阴道检查、分娩、断脐带、会阴侧切或会阴裂伤修补、抽血时要戴无菌手套
- 手取胎盘时要戴长无菌手套
- 戴清洁手套
  - → 处理和清洗器械
  - → 处理污染的废弃物
  - → 清理血液和体液
- 抽血时

分娩过程中做好自我防护工作，避免血液和体液污染

- → 戴手套，用防水绷带包裹伤口，擦伤或破损的皮肤，处理任何利器要当心，安全处理
- → 穿塑料或其他防水材料做的长围裙和鞋子
- → 如有条件，戴护目镜，避免眼睛被血或其他体液污染

做好利器废物的处理

- 准备好锐器盒
- 针头和注射器只用一次
- 用过的针头不要盖帽、弯曲或破坏
- 所有使用过的塑料针管和针头、刀片都要直接扔到利器盒内，不再盖帽或经过他人传递
- 利器盒中储量达 3/4 时要清空或焚烧处理

做好废物的安全处理

- 污染的胎盘、血液或体液放在不漏水的容器中
- 焚烧或深埋污染的固体废物
- 处理完有感染性的废物后，要洗干净手、手套和存放废弃物容器
- 液体废物经过消毒处理排入下水道

处理污染的衣物

- 戴手套，或用塑料袋收集被血液或其他体液污染的单子或衣物，**不要**直接用手接触，要和其他衣物分开，单独存放
- 先漂洗掉血液和体液，再用肥皂水洗净衣物

消毒和清洁污染的器械

- 保证进入皮肤的器械（如针头）要经过消毒，或一次性使用然后扔掉
- 和皮肤接触的器械要清洗干净，消毒处理（按照操作说明）
- 用漂白粉清洗被血液和其他体液污染的毛巾、水桶

清洁和消毒手套

- 不建议回收手套，如果当地资源匮乏，必须回收手套，洗干净手套并消毒
- 用肥皂和清水洗手套
- 检查是否破损，向手套内充气，捏紧手套口，放到干净的水中，观察是否漏气，如有破损，废弃
- 用 0.5% 含氯消毒液浸泡一夜，（按照 90ml 水 10ml 含氯消毒液的比例进行配制）
- 避免阳光下暴晒
- 手套上滑石粉

这是手套**消毒**过程，不是无菌的。

手套灭菌

- 手套经过高压灭菌处理

接诊服务

接诊并立即回应

对于来就诊的每位妇女和新生儿要立即接诊(或者组织其他机构进行接诊)。

- 对所有新就诊的妇女和新生儿以及在候诊室的就诊者做快速检查,尤其是那些未被接诊过的人 B2
- 对妇女或新生儿首次出现的急诊症状进行快速检查和评估处理(RAM) B1-B7 , J1-J11
- 如果孕妇临产,转到适宜的房间,按照分娩步骤:临产、分娩及产后护理进行处置 D1-D29
- 如果患者先期症状,按照产前护理、产后和流产后护理的流程图进行快速检查 C1-C18 , E1-E10 , B18-B22
- 经过快速评估如无急诊或既往病史,让其在候诊室等,按顺序检查
- 如果新生儿为低出生体重儿,立即检查,不要让产妇排队等候

开始每个急诊患者的接诊

- 自我介绍
- 询问患者姓名
- 鼓励患者和同伴在一起
- 解释所有操作步骤,征得患者同意,让患者尽可能了解你的一切操作。如果患者意识不清,询问陪同者了解情况
- 确保检查和讨论在私密环境中进行
- 如果患者带婴儿一起来的,婴儿情况良好,给患者做诊疗过程中将婴儿交给同伴看护

将产妇或婴儿转诊到二级医疗机构

- 患者或婴儿有并发症或病情特殊要转到二级医疗机构,按照《指南》要求,接诊医疗机构对患者/婴儿并发症或特殊病情进行检查、治疗、咨询、随访
- 病情随访可以在:
  - → 转诊的医疗机构
  - → 由转诊医院书写意见书回到一级保健机构由熟练接生员进行随访
  - → 按照要求,患者及其婴儿在两周内进行随访
- 在最初就诊的初级保健机构或转诊机构进行常规保健

开始每一个常规检查(为妇女和/或婴儿)

- 向患者问好并让其坐下
- 自我介绍
- 询问患者姓名(婴儿姓名)
- 询问:
  - → 为什么来检查,为自己还是为孩子
  - → 是常规预约检查吗?
  - → 问患者/婴儿特殊病情(或并发症)
  - → 是首诊还是复查
  - → 在诊疗过程中患者(少女妊娠)是否愿意有家属或同伴陪同
- 如果患者近期有分娩史,要对婴儿进行评估,如果婴儿不在身边,要去看婴儿
- 如果是产前检查,做完检查画妊娠图,校正预产期
- 如果是产后回访,和婴儿一起来的,要检查婴儿情况:
  - → 按孕期状况/婴儿大小做规划,有目的随访
  - → 按步骤检查,画图并存档
- 如果产妇或婴儿有指征需要紧急转上级医疗机构,如黄色等级标识,需要特殊对待,在转诊过程中要采取预防措施
- 如果是一周内随访,无并发症
  - → 仅按随访的要求评估妇女的情况
  - → 与先期评估做比较,再分类
- 如果是随访超过一周,还没有到预定的就诊日期:
  - → 按照围产、流产后、产后或新生儿访视要求重新进行评估
  - → 如果产前检查,制订分娩计划

就诊过程中:

- 解释操作流程
- 在进行检查或实验前征得患者的同意
- 和妇女加强交流,讨论检查中发现的问题
- 在检查或讨论时注意保护隐私

就诊结束时:

- 询问患者还有什么问题
- 和患者交流总结重要信息
- 鼓励患者常规随访(告知时间),并询问患者是否存在担忧
- 告知填写基于家庭的相关信息记录单
- 患者如果有什么问题需要探讨,可以给予支持和帮助

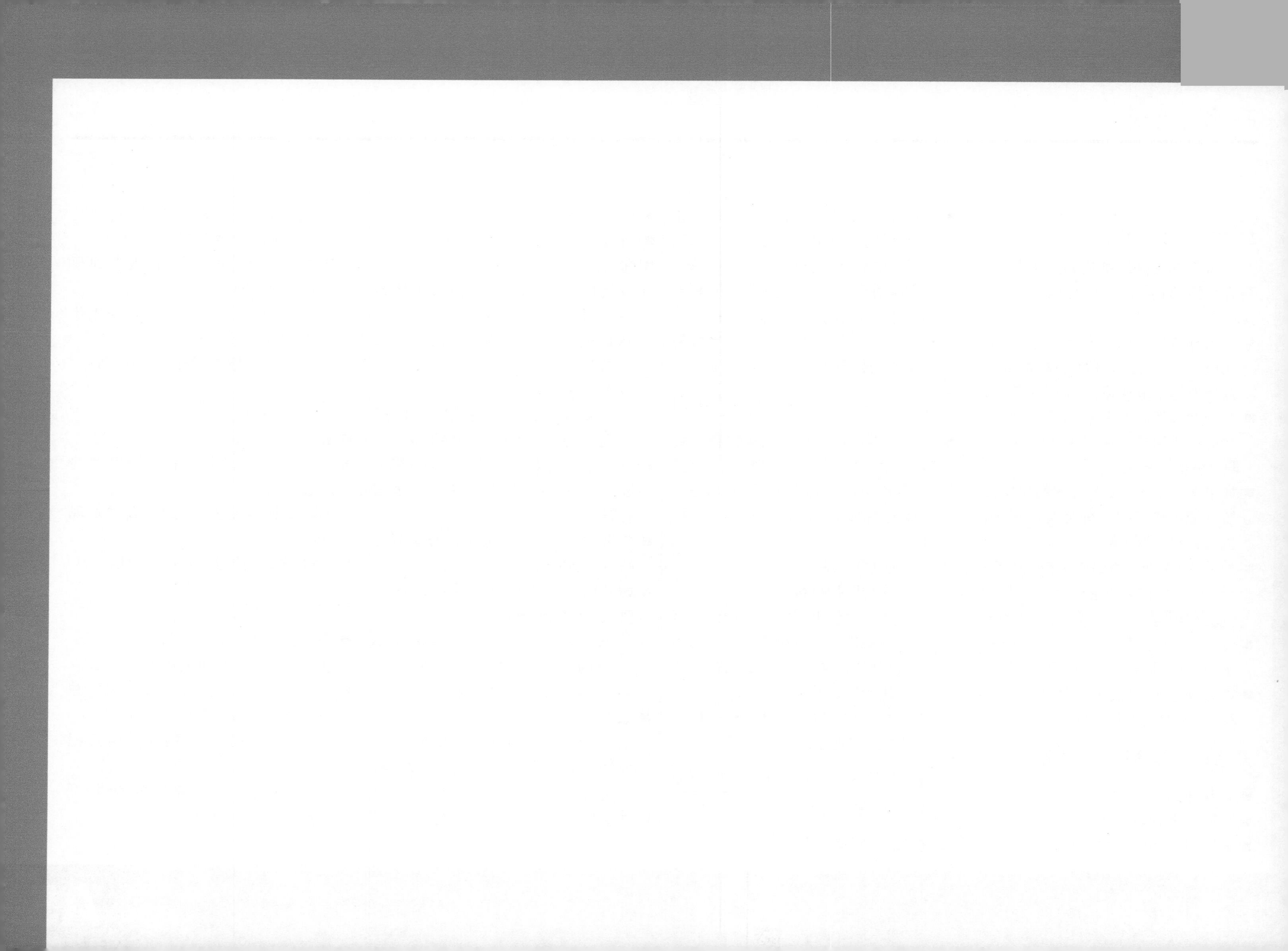

孕龄妇女的快速检查、快速评估和处理

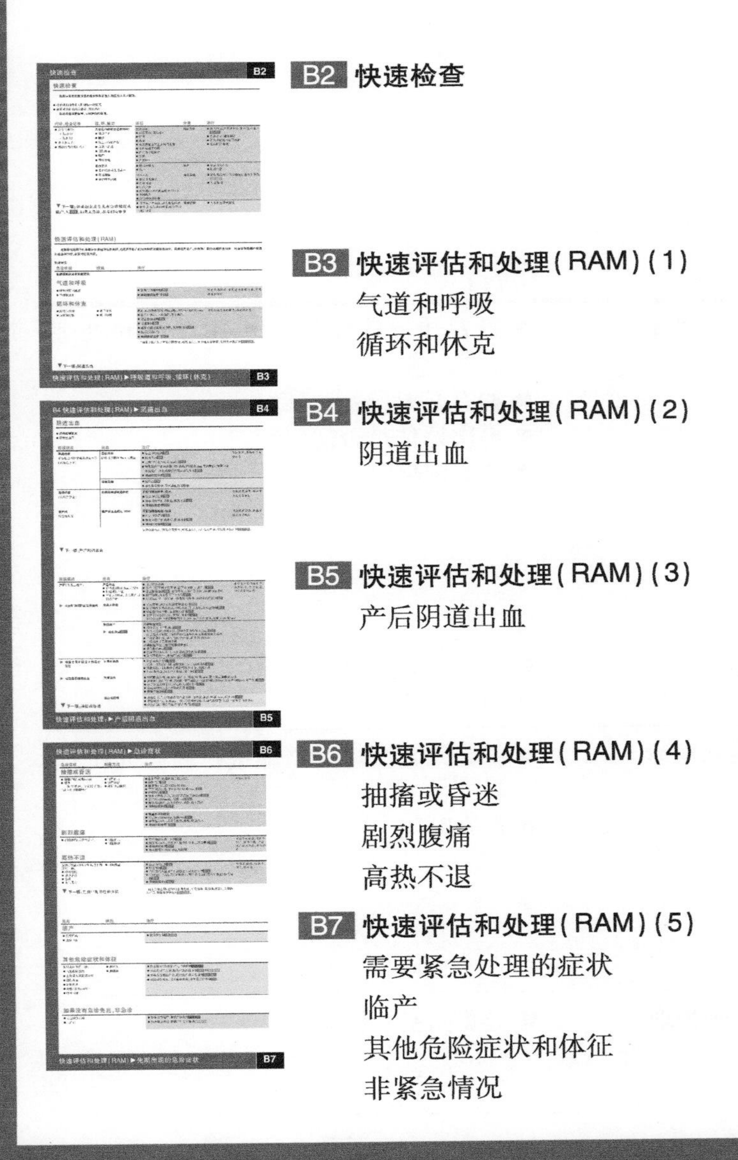

B2 快速检查

B3 快速评估和处理(RAM)(1)
气道和呼吸
循环和休克

B4 快速评估和处理(RAM)(2)
阴道出血

B5 快速评估和处理(RAM)(3)
产后阴道出血

B6 快速评估和处理(RAM)(4)
抽搐或昏迷
剧烈腹痛
高热不退

B7 快速评估和处理(RAM)(5)
需要紧急处理的症状
临产
其他危险症状和体征
非紧急情况

■ 患者就诊时立即做快速检查 B2
如果发现危险症状，协助患者马上送急诊室

■ 接诊做到快速评估和处理 B3-B7
→ 首先查急诊症状 B3-B6
如果有，给予紧急处理或转上级医疗机构
填写转诊单 N2
→ 检查危险症状，如果存在，按要求处理 B7
→ 如果没有急诊或先期症状，根据妊娠情况，让患者按顺序排队行常规检查

快速检查

负责接诊首次就诊的育龄女性和新生儿的医务人员应做到：

- 对于到来的母婴立即评估一般情况
- 如果就诊排队的人很多，依次进行

如果患者病情较重，向同伴询问病情。

问诊，检查记录

- 为什么就诊？
  - → 为自己？
  - → 为婴儿？
- 婴儿多大了？
- 就诊的目的是什么？

视、听、触觉

患者是坐轮椅还是走来的？

- 阴道出血
- 抽搐
- 看上去病情严重
- 意识不清楚
- 剧烈疼痛
- 临产
- 即刻分娩

检查婴儿

- 是否低体重儿或早产
- 有无抽搐
- 是否呼吸困难

体征	分类	治疗
患者是否： ■ 意识不清（无应答） ■ 抽搐 ■ 出血 ■ 剧烈腹痛或看上去病情危重 ■ 头痛或视力障碍 ■ 严重的呼吸困难 ■ 发热 ■ 严重呕吐	**妇女急诊**	■ 患者转治疗室进行快速评估和处理 B3-B7 ■ 如有必要，请求援助 ■ 再次评估是否需要特护 ■ 让其同伴陪同
■ 即刻分娩或 ■ 临产	**临产**	■ 将患者转产房 ■ 即刻评估
宝宝是否 ■ 低体重儿抽搐 ■ 呼吸困难 ■ 肌张力差 ■ 低体温（<36℃甚至低于32℃） ■ 刚刚出生 ■ 任何母亲的担忧	**婴儿急诊**	■ 将婴儿转治疗室立即进行新生儿护理 J1-J11 ■ 母亲陪同
■ 怀孕或产后妇女，没有危险症状 ■ 新生儿无危险的症状或母亲未报告异常	**常规护理**	■ 母婴同室常规保健

▼ **下一项：**如果妇女或婴儿有急诊情况或临产，见 B3，如果无急诊，参考相应章节

快速评估和处理(RAM)

这张表格适用于对孕龄妇女快速评估和处理，也适用于临产的妇女和首次就诊的妇女。同样适用临产、分娩和产后的定期检查妇女。对急诊和先期症状进行检查和治疗，必要时住院治疗。

快速评估

急诊症状	措施	治疗	
住院前实施所有抢救措施			
气道和呼吸			
■ 呼吸特别困难或 ■ 中枢性发绀		■ 管理气道和呼吸 B9 ■ **即刻住院治疗*** B17	可能出现肺炎，重度贫血伴有心衰、呼吸困难和哮喘
循环和休克			
■ 皮肤湿冷或 ■ 虚弱和脉快	■ 测量血压 ■ 测量脉搏	测血压，如果收缩压<90mmHg，或脉搏>110 次/min ■ 患者左侧卧，下肢抬高，高于胸部 ■ 建立静脉通路 B9 ■ 快速补液 B9 ■ 如果不能开放外周静脉，做静脉切开 B9 ■ 保暖(盖被子) ■ **即刻住院治疗*** B17	可能出现失血性休克，感染性休克

* 如果分娩在即(宫缩会阴变薄，可见胎头)，立即推入分娩室，按操作规程进行 D1-D28。

▼ **下一项：**阴道出血

阴道出血

■ **评估妊娠状况**
■ **评估出血量**

妊娠状况	出血	治疗	
早期妊娠 不清楚是否怀孕或者没有怀孕 (宫底在脐下)	**重度出血** 护垫或衣服在5min内浸湿	■ 建立静脉通路 B9 ■ 快速补液 B9 ■ 肌肉注射0.2mg麦角新碱 B10 ■ 如果继续出血再次肌肉注射或静脉给0.2mg麦角新碱,如果怀疑难免流产,注射或静脉点滴适宜抗生素 B15 ■ **即刻住院治疗** B17	可能流产、月经过多或宫外孕
	轻度出血	■ 做检查 B19 ■ 如果排除怀孕,参照其他临床操作	
晚期妊娠 (宫底在脐上)	**任何出血都是危险的**	**不要做阴道检查:但是:** ■ 建立静脉通路 B9 ■ 如果重度出血或休克,快速补液 B3 ■ **即刻住院治疗** B17	可能前置胎盘、胎盘早剥或子宫破裂
临产后 娩出胎儿前	**临产后出血超过100ml**	**不要做阴道检查:但是** ■ 建立静脉通路 B9 ■ 如果重度出血或休克,快速补液 B3 ■ **即刻住院治疗** B17	可能前置胎盘、胎盘早剥或子宫破裂

* 如果分娩在即(宫缩会阴变薄,可见胎头),立即推入产房,按操作规程进行 D1-D28。

▼ **下一项:**产后阴道出血

妊娠情况	出血	治疗
产后(婴儿已娩出)	**严重出血** ■ 护垫或衣服在5min内浸湿 ■ 持续喷射出血 ■ 出血>250ml,或离开产房仍然出血	■ 寻求紧急帮助 ■ 按摩子宫直到子宫变硬,催产素10IU肌肉注射 B10 ■ 建立静脉通路 B9,液体中加入催产素20IU,60滴/min静点 ■ 排空膀胱,有必要可下导尿管 B12 ■ 每15min检查和记录一次血压和脉搏,并做为治疗依据 B3 有可能子宫收缩乏力,胎盘粘连,子宫破裂,阴道或宫颈裂伤
▶ **检查和询问胎盘是否娩出**	**胎盘未娩出**	■ 子宫变硬,通过牵拉脐带娩出胎盘 D12 ■ 如果胎盘不成功娩出,继续出血,手取胎盘,并检查胎盘 B11 ■ 给适宜的抗生素(注射或点滴) B15 ■ 如果手取胎盘失败,即刻住院治疗 B17 在转诊过程中持续静脉滴注含20IU催产素的液体,速度为30滴/min
	胎盘娩出 ▶ **检查胎盘** B11	**如果胎盘完整:** ■ 按摩子宫排出积血块 B10 ■ 如果子宫软,收缩不佳,静脉给麦角新碱0.2mg, B10 注意先兆子痫或子痫和已知高血压的妇女**不能**用麦角新碱 ■ 持续静脉补液,加入20IU催产素,滴速30滴/min ■ 持续按摩子宫直到变硬 **如果胎盘不全,(或不能很好检查)** ■ 手取胎盘碎片 B11 ■ 给适宜的抗生素(肌肉注射或静脉点滴) B15 ■ 如果不能取出,即刻住院治疗 B17
▶ **检查会阴和阴道下部是否裂伤**	**如果有裂伤**	■ 检查裂伤并分级 B12 如果三度裂伤(损伤直肠或肛门),急诊收住院 B17 ■ 其他裂伤,用无菌纱布或敷料压迫止血,双腿并拢 ■ 5min后检查,如果出血继续,缝合裂伤 B12
▶ **检查是否继续出血**	**重度出血**	■ 持续静脉补液,加20IU催产素,滴速30滴/min,建立第二条静脉通路 ■ 如果没有静点催产素,或者催产素不敏感,给米索前列醇(200μg/片)4片(800μg),舌下含服 B10 ■ 双手加压按摩子宫,或压迫大动脉止血 B10 ■ 给适宜的抗生素(注射或点滴) B15 ■ **即刻住院治疗** B17
	出血被控制	■ 出血停止后,持续静点催产素20IU催产素,滴速20滴/min,至少1h B10 ■ 密切观察4h,每30min一次,持续观察24h,如面色极度苍白,转上级医学抢救中心 ■ 检查产妇并按《指南》评估产后情况 D12

▼ **下一项:**抽搐或昏迷

急诊症状	测量方法	治疗	
抽搐或昏迷			
■ 抽搐(现在或最近)或 ■ 昏迷 如果昏迷,向家属了解:“最近有过抽搐吗?”	■ 测量血压 ■ 测量体温 ■ 评估孕期情况	■ 保护孕妇,防摔倒和受伤,求助, ■ 通畅气道 B9 ■ 抽搐停止后,使孕妇左侧卧位 ■ 建立静脉通路,慢速补液(30 滴/min) B9 ■ 给硫酸镁 B13 ■ 如果是妊娠早期,静脉给安定或直肠给药 B14 ■ 舒张压>110mmHg,给降压药 B14 ■ 如体温>38℃,或有发热史,退热,防止高热 ■ **即刻住院治疗** B17	可能是子痫
		■ **测量血压和体温** ■ 舒张压>110mmHg,给降压药 B14 ■ 如体温>38℃,或有发热史,退热,防止高热 ■ **即刻住院治疗*** B17	
剧烈腹痛			
■ 剧烈腹痛(非正常临产)	■ 测量血压 ■ 测量体温	■ 建立静脉通路 补液 B9 ■ 如体温>38℃,给首次剂量的抗生素肌注或静脉 B15 ■ **即刻住院治疗** B17 ■ 如果收缩压<90mmHg,见 B3	可能子宫破裂、梗阻性难产、胎盘早剥、产后、流产后败血症、异位妊娠
高热不退			
发热(体温>38℃)和出现下列任何一种: ■ 呼吸增快 ■ 颈项强直 ■ 昏睡 ■ 有气无力	■ 测量体温	■ 建立静脉通路 B9 ■ 缓慢补液 B9 ■ 静脉或肌肉注射给首剂适宜剂量的抗生素 B15 ■ 肌肉注射青蒿琥酯(如果没有,可给青蒿琥酯或奎宁肌注)和葡萄糖 B16 ■ **即刻住院治疗** B17	可能是疟疾、脑膜炎、肺炎、败血症

▼ **下一项:**先期出现的危险症状

* 如果分娩在即(宫缩时会阴变薄,可见胎头,即胎头拨露),立即推入产房,按操作规程进行 D1-D28。

临产

先兆	措施	治疗
■ 宫缩痛或 ■ 胎膜早破		■ 按分娩处理 D1-D28

其他危险症状和体征

先兆	措施	治疗
如果出现任何一种： ■ 面色极度苍白 ■ 上腹部的或腹部疼痛 ■ 剧烈头痛 ■ 视物模糊 ■ 发热（体温>38℃） ■ 呼吸困难	■ 测血压 ■ 测体温	■ 如果怀孕（没有临产），产前检查 C1-C19 ■ 如果近期已分娩，提供产后保健服务 D21 和 E1-E10 ■ 如果是近期流产史，提供流产后关爱服务 B20-B21 ■ 如果早期妊娠，或不确定妊娠，检查是否宫外孕 B19

如果没有急诊先兆，非急诊

先兆	措施	治疗
■ 无急诊征兆或 ■ 无产兆		■ 怀孕没有临产，提供产检服务 C1-C19 ■ 如近期分娩过，提供产后保健服务 E1-E10

女患者急诊治疗

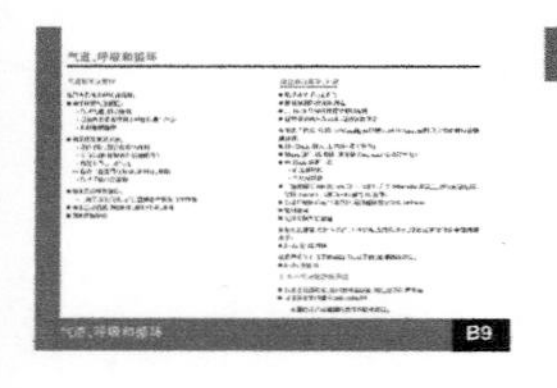

B9 气道、呼吸和循环

气道和呼吸管理

建立静脉通路，并补液

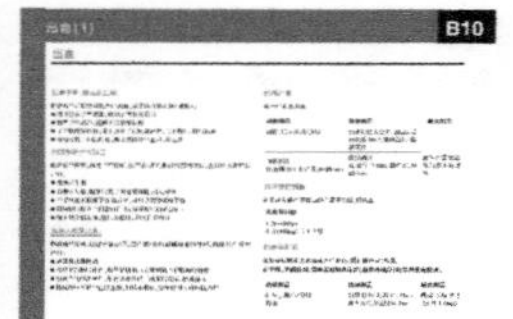

B10 出血(1)

子宫按摩排出血凝块

双手按摩子宫

大动脉加压

用催产素

给米索前列醇

用麦角新碱

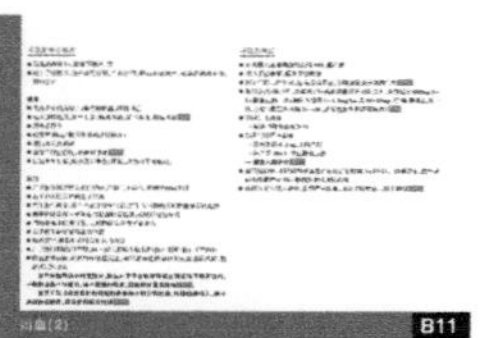

B11 出血(2)

手取胎盘和残留碎片

手取胎盘后

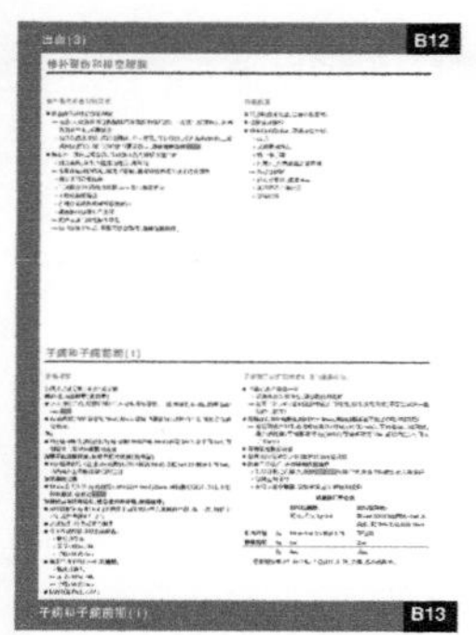

B12 出血(3)

修补裂伤

排空膀胱

B13 子痫和子痫前期(1)

重点考虑有子痫前期或子痫

患者用硫酸镁

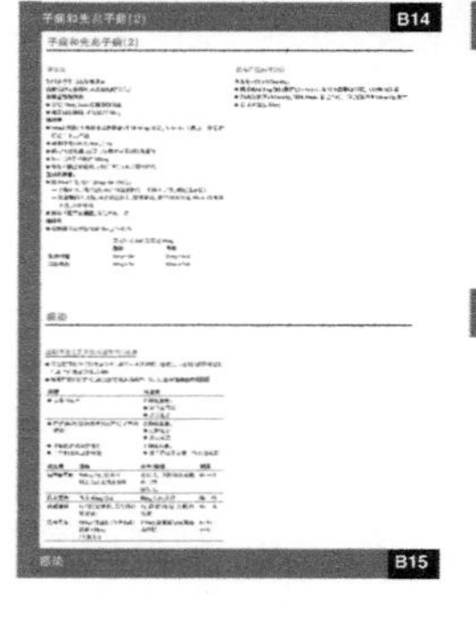

B14 子痫和子痫前期(2)

用安定

降压药物

B15 感染

肌注或静脉滴注

适宜抗生素

B16 疟疾

妊娠期恶性疟疾的治疗

B17 患者急诊转院

患者急诊收住院

去医院和家庭分娩必备物品

- 本章节详细介绍转院前，做快速评估处理以及紧急治疗 B3-B6
- 治疗并紧急收住院 B17
- 如果药物治疗，住院前给首次剂量药物，不能因采取非紧急治疗，而延迟收住院

气道、呼吸和循环

气道和呼吸管理

如果患者极度呼吸困难和：

■ 如果怀疑气道梗阻：
  → 清理气道，消除梗阻
  → 帮助患者采取有利于呼吸的最佳体位
  → **即刻住院治疗**

■ 如果患者意识不清：
  → 身体平卧，双臂放身体两侧
  → 头向后仰（怀疑有外伤者除外）
  → 提起下巴，开放气道
  → 检查口腔是否有异物，如果有，移除
  → 清理咽喉部分泌物

■ 如果患者呼吸暂停：
  → 用面罩或氧气袋通气，直到患者恢复自主呼吸

■ 如果患者仍然呼吸困难，维持呼吸，准备

■ **即刻住院治疗**

建立静脉通路，补液

■ 肥皂水洗手，戴手套
■ 静脉穿刺部位皮肤消毒
■ 用 16-18 号穿刺针建立静脉通路
■ 输林格液或生理盐水，输液流量正常

如果患者休克，收缩压<90mmHg 或脉搏>110 次/min，或阴道大出血时应该**快速**补液：

■ 15~20min 输入 1L 液体（尽可能快）
■ 30min 输注 1L 液体，速度是 30ml/min（必要时重复）
■ 每 15min 监测一次
  → 血压和脉搏
  → 气短或浮肿
■ 当脉搏降到 100 次/min 以下，收缩压升到 100mmHg 及以上，减慢输液速度，保持 3ml/min 点滴（6~8h 滴完 1L 液体）
■ 如果呼吸困难或出现浮肿，输液速度放慢为 0.5ml/min
■ 监测尿量
■ 记录时间和输液量

如果剧烈腹痛，梗阻性难产，异位妊娠或高热脱水，输液速度保持在**中等滴速**水平：

■ 2~3h 输 1L 液体

如果严重贫血或子痫前期重度或子痫，**减慢**输液速度：

■ 6~8h 补液 1L

如果不能开放静脉通路

■ 如果患者能饮水，给口服补液溶液，或通过鼻饲管补充
■ 口服补液盐的量为 300~500ml/h

不要给昏迷或抽搐的患者口服补液盐。

出血

按摩子宫,排出积血块

胎盘娩出后持续重度产后出血,或子宫收缩不好(质软):
- 将手放在子宫底部,触知子宫收缩状态
- 按摩子宫底部,直到子宫收缩良好
- 子宫收缩好以后,将手放在子宫底部后方,向下按压,排出积血
- 将容器置于外阴附近,测量或估计出血量,并记录

用双手行子宫按压

胎盘娩出完整,经过子宫按压,催产素/麦角新碱缩宫治疗后,仍持续大量产后出血:
- 戴无菌手套
- 右手入阴道,握拳状置于阴道前穹隆,托起子宫
- 左手放在下腹部子宫的后面,两只手交替按摩子宫
- 持续加压按摩直到出血停止(解除按压仍不出血)
- 如不能控制出血,按压大动脉,即刻住院治疗

压迫大动脉止血:

胎盘娩出完整,经过子宫按压,催产素/麦角新碱缩宫治疗后,仍持续产后大出血:
- 感知股动脉搏动
- 在脐上部加压止血,给予足够的压力直到触不到股动脉搏动
- 找到合适的位置后,如有必要给助手或家属演示,协助按压
- 持续按压直到出血停止后,如果不成功,按压的同时转医院治疗

给催产素

如产后重度出血

初始剂量	持续剂量	最大剂量
10IU,肌肉注射/静脉	如果持续大出血,20min 后再次给 10IU,肌肉注射/静脉滴注	滴催产素的液体最多不超过3L
静脉滴注 1L 液体 20IU 催产素,60 滴/min	静脉滴注 1L 液体中 10IU 催产素,30 滴/min	

给米索前列醇

如果没有催产素或是催产素不敏感,仍出血。

米索前列醇
1 片—200μg 4 片(800μg)舌下含服

给麦角新碱

如果孕早期重度出血或产后出血(用过催产素)但是
在子痫、子痫前期、高血压或胎盘滞留(胎盘未娩出)时禁用麦角新碱。

初始剂量	持续剂量	最大剂量
0. 2mg,肌注/静脉慢速	如果持续大出血,15min 后再次肌肉注射 0. 2mg	最多不超过 5 支(共 1. 0mg)

手取胎盘或碎片

- 胎儿娩出后 1h，胎盘不娩出，或
- 经过子宫按摩，催产素促宫缩，牵拉脐带，胎盘不能娩出，或胎盘娩出不全，持续出血

准备

- 向患者交代病情，需要手取胎盘，征得同意
- 建立静脉通路，如出血多，快速补液，如不出血，缓慢补液 B9
- 帮患者翻身
- 给安定 10mg（肌肉注射或静脉滴注）
- 清洁会阴及阴道
- 确保已排空膀胱，必要时导尿 B12
- 清洗手和前臂，戴长无菌手套（围裙，必要时可备麻药）

技巧

- 左手握住用脐带夹夹住脐带，轻轻向下牵拉，直到脐带成直线
- 右手伸入阴道并到达子宫腔
- 左手松开脐带，放在宫底并按压宫底，右手在宫腔内找到胎盘附着的边缘
- 用手指侧缘深入子宫壁与胎盘附着边缘，按顺序轻轻分离
- 围绕胎盘床缓慢行进，直到胎盘完全与子宫分离
- 右手抓住胎盘逐渐撤离宫腔
- 探查宫腔，确保所有胎盘组织均取出
- 左手放在腹部握住宫底，向下按压，协助在取胎盘过程中转动，防止子宫内翻
- 检查胎盘表面，确保胎盘胎膜完整，如果胎盘组织有缺失或有胎膜残留，重新探宫腔取出

如果分娩后数小时或数天，胎盘由于子宫收缩环或宫颈紧缩而滞留宫内，手取胎盘是不可能的，请不要强行取出，应赶快到医院处理 B17。

如果手取胎盘发现轻轻转动胎盘边缘不能分离胎盘，怀疑胎盘植入，请不要坚持取胎盘，应急诊到医院处理 B17。

手取胎盘后

- 再次肌肉注射或静脉点滴 10IU 催产素
- 按摩子宫底部，促进子宫收缩
- 预防性使用抗生素，2g 氨苄青霉素，静脉点滴或是肌肉注射 B15
- 如果发热>38.5℃，恶露有异味或胎膜破裂达 18h 以上，克林霉素 600mg，6~8h 静脉点滴一次；和庆大霉素 1~1.5mg/kg 或 60~80mg，每 8h 静脉点滴一次，（抗生素至少应用 24~48h，临床症状和体征好转后） B15
- 如果停止出血
  → 慢速静脉补液至少 1h
- 如果持续严重出血
  → 麦角新碱 0.2mg，肌肉注射
  → 催产素 20u/L 快速静脉点滴
  → **紧急入院治疗** B17
- 在转运途中，不断感知子宫是否有良好的收缩（硬和圆）。如果没有，按摩并再次给催产素 10iu 肌肉注射或静脉点滴
- 在转运前和转运途中，如果严重出血，用双手按摩或压缩主动脉 B10

修补裂伤和排空膀胱

修补裂伤或会阴切开术

- 检查裂伤并评价损伤程度
  - → 裂伤小,仅伤及阴道黏膜或结缔组织和浅肌层(一度或二度裂伤),如果裂伤不出血,不用缝合
  - → 如果裂伤比较长,深达会阴体,并且伤及肛门括约肌或直肠黏膜时(三度或四度裂伤),用干净的纱布覆盖伤口,**急诊住院治疗** B17
- 如果是一度或二度裂伤,伤口加压仍有持续大量出血
  - → 缝合裂伤,如果不能就地缝合,要转院
  - → 采取普遍防护措施,用无菌器械,消毒物品和无菌技术缝合裂伤
  - → 利多卡因局部麻醉
  - → 用规格为21码的持针器,4cm长弯角针缝合
  - → 可吸收肠线缝合
  - → 在缝合前确保找到裂伤的顶点
  - → 确保伤口边缘对合良好
  - → 提供情感上的支持和鼓励
  - → 如果分娩12h后,**不要**再缝合裂伤,**急诊住院治疗**。

排空膀胱

如果膀胱极度充盈,患者不能排尿:

- 鼓励患者排尿
- 如果仍不能排尿,要插尿管导尿:
  - → 洗手
  - → 尿道周围消毒
  - → 戴干净手套
  - → 消毒剂,消毒尿道局部区域
  - → 消毒会阴区
  - → 插入导尿管,深度4cm
  - → 测量尿量并做记录
  - → 拔导尿管

子痫和子痫前期(1)

给硫酸镁

如果为子痫前期(重度)或子痫

静脉/肌肉注射量(负荷量)

- 建立静脉通路,缓慢补液(生理盐水或林格液)—1L液体输6~8h,滴速3ml/min B9
- 4g硫酸镁(20%的溶液20ml)20min缓慢静脉滴注(静脉滴注期间患者会感觉发热)

和:

- 10g硫酸镁/肌肉注射:5g硫酸镁(50%溶液10ml)并配2%利多卡因1ml,两侧臀外上象限深部肌肉注射

如果不能静脉注射,仅给予肌内注射(负荷量)

- 10g硫酸镁肌内注射:5g硫酸镁(50%溶液10ml)并配1ml 2%利多卡因1ml,两侧臀外上象限深部肌肉注射

如果再次抽搐

- 15min后再次给2g硫酸镁(20%溶液10ml)20min缓慢静脉滴注,如果不能控制抽搐,给安定 B14

如转院需要时间较长,或患者即将分娩,继续治疗:

- 50%硫酸镁5g配1ml 2%利多卡因依次行臀大肌肌肉注射,4h一次,持续至产后或抽搐停止后24h
- 监测尿量,收集尿液并测量
- 在下次硫酸镁应用之前确保:
  - → 腱反射存在
  - → 尿量>100ml/4h
  - → 呼吸>16次/min
- 如果出现下列任一症状**禁用**:
  - → 腱反射消失
  - → 尿量<100ml/4h
  - → 呼吸<16次/min
- 做好观察和记录药量

子痫和子痫前期患者护理的重要内容:

- 不能让患者独处一室
  - → 帮助患者左侧卧位,预防跌倒和受伤
  - → 放开口器,在牙齿间放护垫防止舌咬伤,防止误吸误咬(**不要**尝试在抽搐发作时操作)
- 缓慢静点20%硫酸镁,时间大于20min,快速静脉滴注可引起呼吸抑制或死亡
  - → 给硫酸镁后如果出现呼吸抑制(呼吸<16次/min),不再继续用硫酸镁,要给拮抗剂:葡萄糖酸钙1g(10%的葡萄糖酸钙10ml静脉滴注,时间大于10min)
- **不要**快速静脉补液
- **禁用**50%硫酸镁,可用稀释的20%硫酸镁
- 除非已经临产,否则**即刻住院治疗**
  - → 如果分娩迫在眉睫,按照 D1-D29 管理产程,如果去医院要有人员陪伴
  - → 保持左侧卧位
  - → 在转运途中抽搐,给硫酸镁,防止跌倒和受伤

硫酸镁用量公式

		50%硫酸镁: 规格:每支1g/2ml	**20%硫酸镁:** 取4ml 50%的硫酸镁+6ml无菌水,配20%的硫酸镁10ml
肌肉注射	5g	10ml+1ml 2%利多卡因	不适用
静脉给药	4g	8ml	20ml
	2g	4ml	10ml

患者用硫酸镁后会出现:面色潮红、口渴、头痛、恶心或呕吐。

子痫和先兆子痫(2)

给安定

如果在孕早期出现抽搐或
硫酸镁的副作用明显或有硫酸镁禁忌

负荷量静脉给药

- 安定 10mg,2min 缓慢静脉滴注
- 如果再次抽搐,重复给药 10mg

维持量

- 500ml 液体(生理盐水或林格液)中加 40mg 安定,在 6~8h 内静点。使患者镇定而不是嗜睡
- 如果呼吸<16 次/min,停药
- 保持气道流通,必要时使用面罩吸氧协助通气
- 24h 用药量不超过 100mg
- 如果不能静脉给药,(如抽搐时)可以直肠给药

直肠负荷量:

- 用 10ml 注射器抽 20mg(4ml)安定:
  → 去除针头,润滑注射器并将注射器的一半插入直肠(或通过尿管)
  → 注射器插入直肠,患者趴在床上,臀部抬高,针管内液体在 10min 内自然下落,防止外溅
- 如果不能停止抽搐,重复给药一次

维持量

- 在转院过程中给安定 10mg(2ml)/h

	安定每支 2ml 含安定 10mg	
	静脉	**直肠**
初始剂量	10mg=2ml	20mg=4ml
二次给药	10mg=2ml	10mg=2ml

抗高血压药物治疗

如果舒张压>110mmHg:

- 肼苯哒嗪 5mg 缓慢静推(3~4min),如果不能静脉给药,可以肌肉注射
- 如果舒张压>90mmHg,间隔 30min 重复给药,直到舒张压在 90mmHg 左右
- 总量不超过 20mg

静脉滴注或肌肉注射适宜的抗生素

- 转院前首次给予抗生素治疗，如果来不及转院，继续肌内注射/静脉滴注抗生素直到患者退热后 48h
- 如果症状持续存在，或患者变的虚弱或产后腹痛，**立即住院治疗** B17

病情	抗生素
■ 复杂性流产	**2 种抗生素：** ■ 氨苄青霉素 ■ 庆大霉素
■ 产妇高烧/发热性疾病（产后子宫内膜炎）	**2 种抗生素：** ■ 克林霉素 ■ 庆大霉素
■ 手取胎盘或残留碎片 ■ 子宫和胎儿感染风险	**1 种抗生素：** ■ 氨苄青霉素或第一代头孢霉素

抗生素	规格	剂量/途径	频率
氨苄青霉素	500mg/支，粉末状 用 2.5ml 无菌水溶解	首次 2g 静脉滴注或肌内注射 然后 1g	6h 一次
庆大霉素	每支 40mg/2ml	80mg 肌内注射	8h 一次
头孢唑林	1g/支（粉末状，氯化钠溶液溶解）	1g 静脉滴注或肌内注射	6h 一次
克林霉素	150mg/支注射剂（磷酸盐） 胶囊 150mg （盐酸盐）	150mg 静脉滴注或肌注或口服	6~8h 一次

疟疾

孕期恶性疟疾的治疗

所有个案，临床怀疑疟疾，主要是根据发热或发热史，要通过病原学确诊。

早孕期：奎宁+克林霉素 7d 一疗程

- 奎宁
  - → 规格　2ml/支，含 300mg/ml
  - → 负荷量（假设体重 50～60kg）20mg/kg
  - → 如果不转诊，连续治疗　10mg/kg（2ml/8h）
  - → 所需剂量最好稀释在 5%葡萄糖溶液中，静脉滴注，以纠正低血糖
- 克林霉素 B15
- 当患者恢复到足以口服用药时，口服奎宁和克林霉素，完成 7d 的全程

孕中期和孕晚期青蒿琥酯

- 规格（青蒿琥酯 60mg+5%碳酸氢钠溶液）/支
- 剂量在 0、12h、24h 内按照 2.4mg/kg 量静脉滴注或肌肉注射，以后每天一次，直到可以改口服剂量，每天口服 2mg/kg，连用 7d

给最有效的负荷量。

住院治疗 B17。

如果分娩迫在眉睫，不能转院，如上述方法就地治疗，待分娩后转院。

送妇女紧急入院

送妇女紧急入院

- 经紧急处理，与患者及其家属交代住院
- 快速组织转运并寻求经济支持
- 通过电话或无线电通知接诊的医院
- 如有可能，护送或陪伴转院，或指派下列人员参加转运
  - → 经过分娩护理培训的人员陪护
  - → 可以献血的亲属陪伴
  - → 母婴尽可能在一起
  - → 携带必备的药品和用品
  - → 转诊记录 N2
- 转诊过程中
  - → 观察输液情况
  - → 如果转诊需要的时间长，在路途中给予适当治疗
  - → 记录所有液体、药物用量、给药时间和患者情况

转诊和家庭分娩必备的急救药品和物品

急救药	规格	数量
催产素	10IU/支	6
麦角新碱	0. 2mg/支	2
硫酸镁	5g/支(20g)	4
米索前列醇	200μg/片	4
安定	10mg/支	3
葡萄糖酸钙	1g/支	1
氨苄青霉素	500mg/支	4
庆大霉素	80mg/支	3
克林霉素	150mg/支	3
奎宁	2ml/支	3
青蒿琥酯	60mg/支	3
林格液	1000ml/瓶	4(如果距离医院比较远)

急救物品	
静脉输液器	2套
手套	2副，无菌
消毒注射器和针	5套
导尿管	1
消毒液	1小瓶
利器盒	1
垃圾袋	1
手电和电池	1

预计在路上可能分娩	
肥皂，毛巾	2套
一次性产包(刀片)	2套
干净衣服，用于接生、烘干和包婴儿	1套
婴儿服	1套
装胎盘的塑料袋	1套
复苏袋和婴儿面罩	1套

早孕期出血和流产后关爱

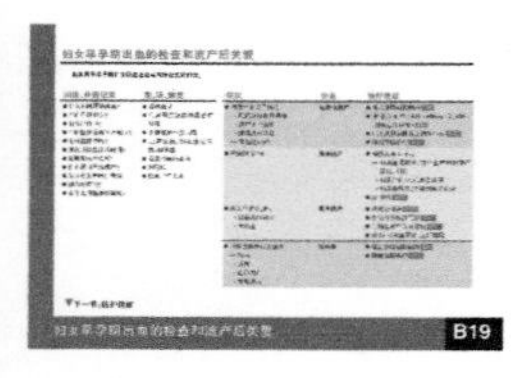

B19 对早孕和流产后出血的妇女进行检查

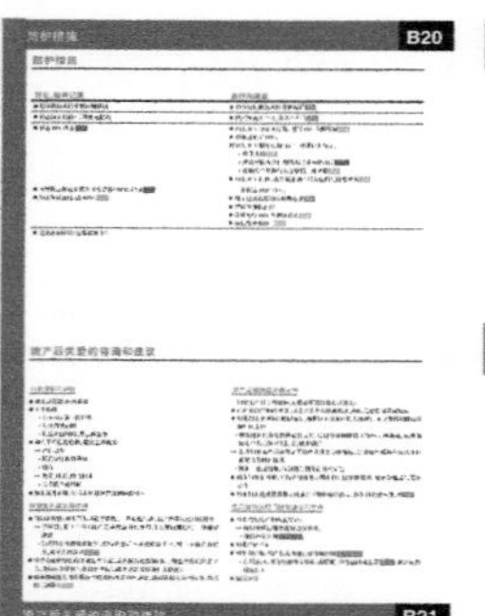

B20 提供预防措施

B21 流产后妇女咨询和建议

自我保健的建议

计划生育建议和咨询

流产后提供信息和支持

随访的建议和咨询

- 总是以快速评估和处理开始(RAM) B3-B7
- 接下来用早孕/流产后护理 B19 流程评价妇女是阴道轻度出血或闭经史
- 用预防措施 B20 图表为妇女提供防治措施
- 流产后关爱的建议和咨询 B21 提供自我保健、危险症状、随访和计划生育措施落实情况
- 记录所有治疗经过,阳性结果,确定下次家庭访视的时间和填写临床检查记录表单
- 如果妇女是 HIV 阳性,青春期或有特殊需求,用 G1-G11 和 H1-H4

妇女早孕期出血的检查和流产后关爱

此表用于早孕期妇女阴道出血或有停经史的妇女。

问诊、检查记录	视、听、触觉
■ 什么时间开始出血？ ■ 出血量有多少？ ■ 仍在出血吗？ ■ 出血量是增加还是减少？ ■ 有可能怀孕吗？ ■ 末次月经是什么时间？ ■ 近期有流产史吗？ ■ 什么原因导致流产？ ■ 最近有头晕吗？停经 ■ 腹部疼痛吗？ ■ 有什么问题要咨询吗？	■ 看出血量 ■ 注意阴道分泌物是否有异味 ■ 下腹部是否有压痛 ■ 是否发热，如果感觉发热，测体温 ■ 看是否面色苍白 ■ 测脉搏 ■ 检查子宫大小

症状	分类	治疗建议
■ 阴道出血或下列之一 → 阴道分泌物有异味 → 流产手术操作 → 腹痛或易激惹 → 体温超>38℃	**复杂性流产**	■ 建立静脉通路输液 B9 ■ 布洛芬止痛（400～600mg/片，600～1200mg/d 口服）F4 ■ 肌肉注射或静脉点滴抗生素 B15 ■ 即刻住院治疗 B17
■ 轻度阴道出血	**先兆流产**	■ 观察出血 4～6h： → 如出血无减少，或出血增加和体征恶化，入院 → 如果出血少，让患者出院 → 如出血增多，立即到医院就诊 ■ 2d 随访 B21
■ 有大出血史，但： → 目前出血减少 → 无出血	**完全流产**	■ 查预防措施 B20 ■ 提供自我保健建议 B21 ■ 计划生育咨询及建议 B21 ■ 若 2d 内出血不止，立即返院
■ 两种或两种以上症状 → 腹痛 → 昏厥 → 面色苍白 → 极度虚弱	**宫外孕**	■ 建立静脉通路输液 B9 ■ **即刻住院治疗** B17

▼ 下一节：防护措施

防护措施

评估、检查记录	治疗和建议
■ 检查破伤风抗毒素应用状况	■ 如有注射破伤风抗毒素指征 F2
■ 检查妇女铁剂/叶酸补充情况	■ 铁剂补充 3 个月，依从性咨询 F3
■ 检查 HIV 状态 C6	■ 如果 HIV 状态不清楚，进行 HIV 检测咨询 G3 ■ 如果感染了 HIV： 转介到 HIV 服务机构做进一步评估和治疗。 → 给予支持 G4 → 建议预防机会性感染和寻求医疗帮助 C10 → 咨询安全的性行为包括使用避孕套 G2 ■ 如果 HIV 阴性，指导安全的性行为包括使用避孕套 G4
■ 查看梅毒快速血浆反应素试验（RPR）记录 C5 ■ 如果没有查过，查 RPR，L5	如梅毒 PRP 阳性： ■ 用苄星青霉素治疗梅毒患者 F6 ■ 建议性伴侣治疗 ■ 鼓励进行 HIV 检测和咨询 G3 ■ 强化避孕套使用 G2
■ 记录所有结果（包括接种卡）	

流产后关爱的咨询和建议

自我保健的建议

- 如果感觉累，休息数日
- 卫生保健
  → 每 4~6h 换一次护垫
  → 每日清洗会阴
  → 阴道出血期间，禁忌性生活
- 如有下列危险症状，建议立即就诊
  → 出血增多
  → 阴道分泌物有异味
  → 腹痛
  → 发热、体虚、病情加重
  → 头晕眼花或晕厥
- 如果超过 6 周，仍未出现月经建议到医院检查

计划生育建议和咨询

- 向妇女宣教：如果不采取避孕措施，一旦有性生活，流产后不久就可以怀孕
  → 孕早期（前 3 个月）流产无并发症的妇女可以立即使用任何一种避孕措施
  → 如果妇女有感染或损伤，疾病治愈后上环或绝育手术，对于不哺乳的妇女，避孕方法参见 D27
- 尽快为她安排咨询计划生育专家，或直接为她咨询（见计划生育咨询决策工具，为妇女及计划生育服务者提供避孕方法及咨询相关信息）
- 如果她或她的性伴侣有性传播疾病或 HIV 感染，建议咨询安全性行为，包括使用避孕套 G4

流产后提供信息和支持

妇女流产后心绪复杂，获取必要支持是有益处的：

- 让妇女说出她的担忧、感受以及个人健康状况，询问是否有问题或疑虑
- 如果妇女有意愿（根据情况，如果她不愿意让别人知道），可以获得家庭成员和社区支持

→ 告诉她如何为她提供最佳支持，通过分享和降低工作压力帮助她，或帮助她走出失去孩子的阴影，或者倾听。
→ 告诉妇女流产后并发症可以严重损害身体健康，告诉她出现何种症状和体征时应及时到医院
→ 如果非意愿妊娠，告诉她计划生育的重要性

- 如果妇女有兴趣，可以介绍给支持团体和社区女性组织，便于为她提供更多支持
- 如果妇女遭受家庭暴力或看到不能解释的伤口，怀疑她遭受虐待，见 H4

在后续随访期间提供建议和咨询

- 如果先兆流产和出血停止：
  → 向妇女保证继续妊娠是安全的。
  → 提供产前护理 C1-C18。
- 如果出血不止
- 对早期妊娠/流产后出血进行评估和处理 B18-B22
  → 如果发热，阴道分泌物有异味，或腹痛，给适宜的抗生素 B15（肌注或静脉注射）
- 住院治疗

产前检查

- 总是以**"快速评估和处理"**开始(RAM) B3-B7,如果孕妇没有急诊或危险的症状,进行产前检查,用此部分内容做进一步保健
- 下一步用**"孕期状况和分娩计划单"** C2 询问孕妇的妊娠状况,既往妊娠史,检查其危险症状,确定孕妇到适宜的医疗机构分娩,制定分娩和出现急诊时的计划。每次复诊时要注意重温分娩计划
- 按照操作图给检查是否有子痫前期、贫血、梅毒和 HIV 情况 C3-C6
- 如出现发现不正常的现象(自己发现的或观察到的)参照**"应对孕期出现的或观察到的问题"** C7-C11,进行分类和必要的处理
- **预防措施**参见 C12
- **制定分娩和急诊计划** C14-C15
- 使用**"信息和咨询单"** M1-M19,进行营养咨询 C13,计划生育咨询 C16,临产先兆,危险信号 C15,常规和随访等服务 C17
- 在家庭的或临床的产检卡或记录单中记录所有阳性发现,分娩计划和给予的治疗以及下次就诊日期
- 为 HIV 阳性孕妇提供抗逆转录病毒药物,见 G9

产前检查

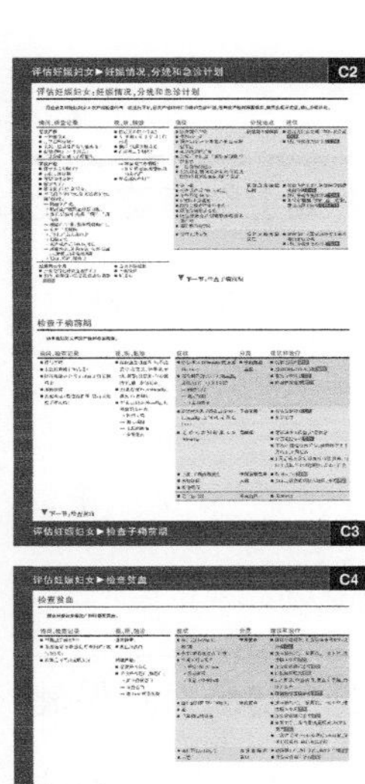

C2 评估孕期状况，出生和急诊计划

C3 查子痫前期

C4 查贫血

C5 查梅毒

C6 查 HIV 情况

C7 处理出现问题(1)

如果没有胎动

如果胎膜破裂，没有临产

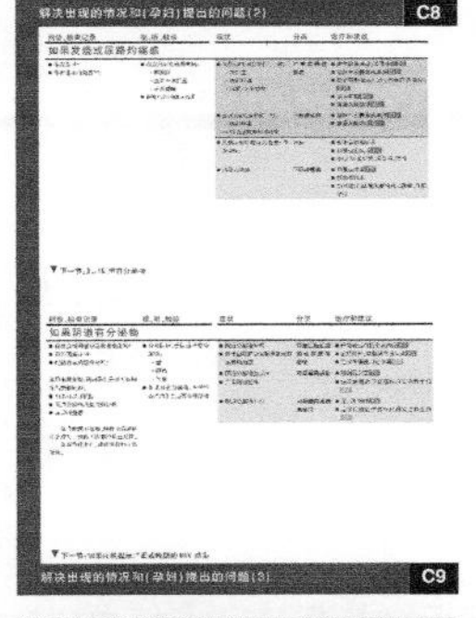

C8 处理出现的问题(2)

如果发热或尿道灼烧感

C9 处理出现问题(3)

如果有阴道分泌物

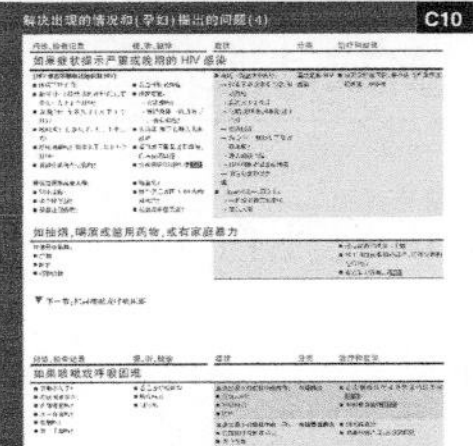

C10 处理出现问题(4)

如症状提示严重 HIV 感染

如有抽烟、喝酒或滥用药物或暴力史

C11 处理出现问题(5)

如咳嗽或呼吸困难

如服抗结核药物

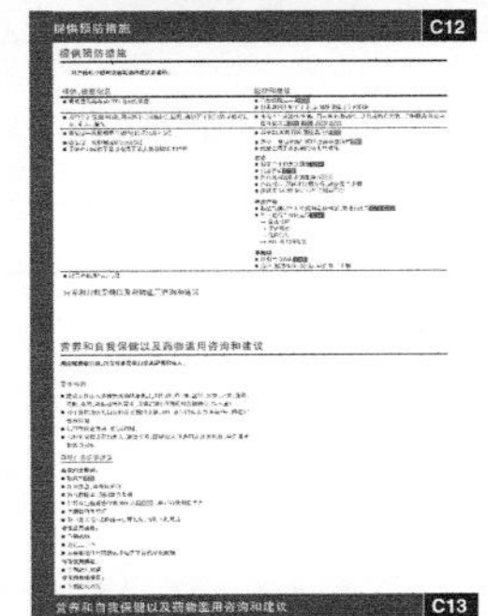

C12 预防措施

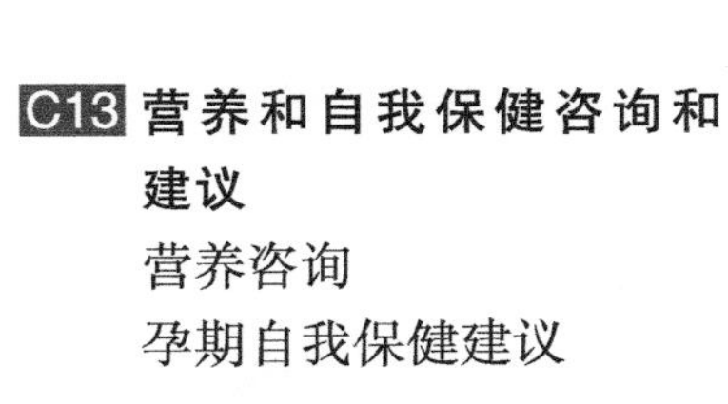

C13 营养和自我保健咨询和建议

营养咨询

孕期自我保健建议

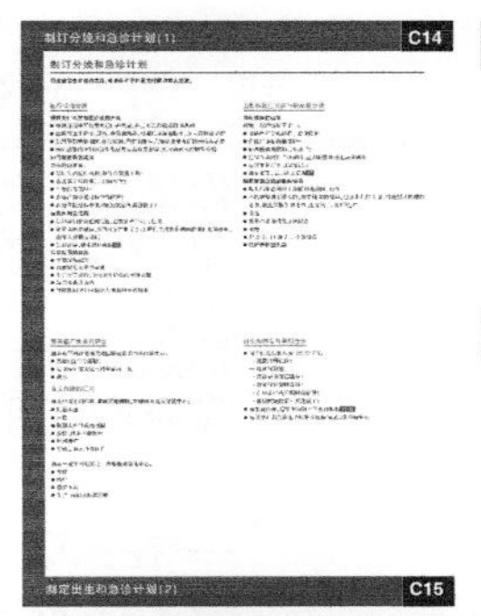

C14 制订分娩和急诊计划

医疗机构分娩

熟练接生员参与下的家庭分娩

C15 对临产先兆的建议

危险症状的建议

讨论如何准备孕期急诊

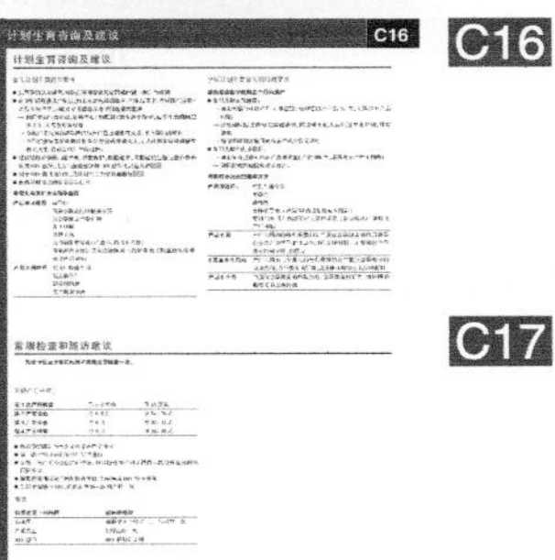

C16 计划生育咨询和建议

咨询计划生育重要性

孕期计划生育咨询的特殊考虑

C17 常规检查和随访建议

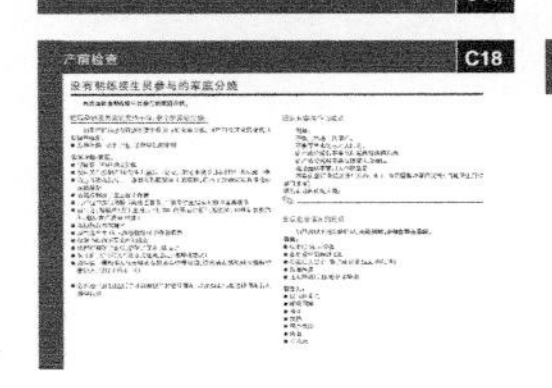

C18 没有熟练技术的接生员参与的家庭分娩

建议孕妇和家庭成员选择干净和安全的房间分娩

避免有害操作的建议

危险症状的建议

评估妊娠妇女:妊娠情况,分娩和急诊计划

用这张表对妊娠妇女 4 次产前检查的每一次进行评估,首次产检时制订分娩和急诊计划,在每次产检时都要核实,如果出现并发症,修正分娩计划。

询问、检查记录	视、听、触诊
每次产检 ■ 查妊娠孕周 ■ 打算在哪分娩? ■ 上次产检后是否有阴道出血? ■ 有胎动吗?(4 个月后) ■ 查并发症记录和治疗情况	■ 你最关心的是什么? ■ 早孕期(前 3 个月)的感受 ■ 抽烟、饮酒和服药史 ■ 在家吸二手烟吗?
首次产检 ■ 怀孕多长时间了? ■ 末次月经日期 ■ 希望何时分娩? ■ 你多大了? ■ 你有孩子吗? 如果有: ■ 查以前怀孕记录,如果没有记录,询问病史: → 既往孕产史, → 既往流产或终止妊娠情况, → 既往妊娠中先兆子痫和子痫情况 → 剖宫产/产钳/胎头吸引助产史 → 有无三度裂伤 → 产时、产后大出血史 → 抽搐病史 → 死产或产后 24h 内死亡 → 其他疾病,如糖尿病、慢性高血压、肾病、自身免疫疾病 → 抽烟、喝酒、用药史	→ 在家吸二手烟吗? → HIV 状态或抗逆转录病毒治疗 ■ 查看剖宫产切口
妊娠后三个月 ■ 是否进行过计划生育咨询? ■ 如有,她做输卵管结扎或放置 IUD A15	■ 是否多胎妊娠 ■ 是否横位 ■ 听胎心

指征	分娩地点	建议
■ 既往剖宫产史 ■ 年龄<14 岁 ■ 预产期前一个月是否横位或胎位不正 ■ 明显的多胎妊娠 ■ 分娩后立即放置 IUD 或输卵管结扎术 ■ 三度裂伤的记录 ■ 此次妊娠期间是否有现存的或既往的阴道出血或其他并发症	**转诊到上级医院**	■ 解释为什么要到上级医院分娩 C14 ■ 制订分娩和急诊计划 C14
■ 第一胎 ■ 死产或产后 24h 内死亡 ■ 年龄不足 16 岁 ■ 6 次以上分娩史 ■ 既往分娩有严重出血史 ■ 既往分娩有抽搐史 ■ 既往分娩有产钳或胎头吸引术助产史 ■ HIV 感染的妇女	**初级卫生保健机构**	■ 解释为什么要在初级医疗保健机构分娩 C14 ■ 制订分娩和急诊计划 C14 ■ 如果有抽烟、饮酒、滥用药物,建议均停止应用 C10-C13
■ 没有上述情况	**据妇女的意愿决定**	■ 解释为什么需要熟练接生员参与的家庭分娩 ■ 制订分娩和急诊计划 C14

▼ **下一节:**检查子痫前期

检查子痫前期

所有妊娠妇女每次产检时都要筛查。

询问、检查记录	视、听、触诊
■ 评估孕周 ■ 上次检查时血压情况？ ■ 既往妊娠是否有子痫或子痫前期病史 ■ 多胎妊娠 ■ 其他疾病（慢性高血压、肾病或免疫系统疾病）	■ 保持坐姿测血压［腿不能悬空或交叉，脚平放于地，肘部（肱动脉）与心脏持平，袖口松紧适宜］ ■ 如果舒张压≥90mmHg，休息 1h 再测量 ■ 舒张压仍≥90mmHg，问妊娠妇女是否： → 剧烈头痛 → 视力模糊 → 上腹部疼痛 → 查尿蛋白

症状	分类	建议和治疗
■ 舒张压≥110mmHg 或尿蛋白（+++） ■ 两次测量舒张压≥90mmHg 或尿蛋白（++）及下列之一 → 剧烈头痛 → 视力模糊 → 上腹部疼痛	■ **子痫前期重度**	■ 硫酸镁治疗 B13 ■ 适宜的抗高血压药物 B14 ■ 修改分娩计划 C2 ■ **即刻住院治疗** B17
■ 连续两次测量舒张压在 90~110mmHg 之间或尿蛋白（++）	**子痫前期**	■ 修改分娩计划 C2 ■ 住院治疗
■ 连续两次测舒张压≥90mmHg	**高血压**	■ 建议减少工作量，注意休息 ■ 注意危险征兆 C15 ■ 下次产前检查再评估，如果怀孕 8 个月以上，1 周复诊 ■ 1 周后或下次复诊血压持续升高，与医生或助产士讨论病历，必要时住院
■ 子痫、子痫前期病史 ■ 多胎妊娠 ■ 其他疾病	**子痫前期高危人群**	■ 服阿司匹林 F2 ■ 如果是饮食低钙摄入地区，补钙 F2
■ 无上述情况	**无高血压**	■ 无须治疗

▼ **下一节**：检查贫血

检查贫血

所有妊娠妇女每次产检时都要筛查。

询问、检查记录	视、听、触诊
■ 早期感觉到累吗？ ■ 做普通家务活感觉呼吸困难（或气短）吗？ ■ 检查是否用过抗蠕虫药	**首次检查：** ■ 测血红蛋白 **后续产检：** ■ 结膜是否苍白 ■ 手掌是否苍白，如苍白： → 是否极度苍白 → 有些苍白 → 查 1min 呼吸次数

症状	分类	建议和治疗
■ 血红蛋白<70g/L， **和/或** ■ 手掌/结膜极度苍白，或 ■ 出现下列情况者 → 呼吸>30 次/min → 容易疲劳 → 休息时呼吸困难	**重度贫血**	■ 修订分娩计划，到有输血条件的医院分娩 C2 ■ 服双倍铁剂，一日两次，一次 1 片，连续服 3 个月 F3 ■ 并发症咨询和治疗 F3 ■ 口服抗疟疾药 F4 ■ 2 周复诊，检查病情，复查血常规，治疗并发症 ■ **即刻前往医院治疗** B17
■ 血红蛋白在 70～110g/L， ■ **或** ■ 手掌和结膜苍白	**中度贫血**	■ 服双倍铁剂，一日两次，一次 1 片，连续服 3 个月 F3 ■ 并发症咨询和治疗 F3 ■ 如果上个月没有服抗疟疾药，应立即服用 F4 ■ 下次产前检查（4～6 周后）再评估，如果持续贫血，前往医院治疗
■ 血红蛋白>110g/L ■ 无苍白	**无贫血临床表现**	■ 给铁剂 1 片，每日 3 次，连续 3 个月 F3 ■ 并发症咨询和治疗 F4

▼ **下一节：**检查梅毒

检查梅毒

所有妊娠妇女首次检查一定要检查梅毒血清试验,每次产检时都要查看。

问诊、检查记录	视、听、触诊
■ 本次怀孕查过梅毒了吗? → 如果没有查,做梅毒快速血浆反应素试验(RPR) L5 ■ 如果试验是阳性,您和性伴侣接受过梅毒治疗吗? → 如没有治疗,检查阳性,询问患者是否对青霉素过敏?	

症状	分类	建议和治疗
■ RPR 阳性	**可疑梅毒**	■ 苄星青霉素治疗,如对青霉素过敏。改用红霉素治疗 F6 ■ 治疗新生儿计划 K12 ■ 鼓励孕妇带其性伴侣治疗 ■ 安全性生活咨询,坚持正确使用避孕套,预防感染 G2
■ RPR 阴性	**无梅毒**	■ 安全的性生活咨询,坚持正确使用避孕套,预防感染 G2

▼ **下一节:**检查 HIV 情况

检查 HIV 状况

妊娠妇女首次检查做有关 HIV 检查和咨询，每次产检都要查看。

问诊、检查记录	视、听、触诊
提供 HIV 的关键信息 G2 ■ 什么是 HIV，如何传染的 G2 ■ 孕期检测 HIV 的益处 G2 ■ 解释 HIV 检测和咨询，包括检测结果的私密性 G3 ■ 告诉孕妇 HIV 检测和其他血液检查一样可以常规做，也可以拒绝检测	
问孕妇 ■ 你查过 HIV 吗？ → 如果没有查：告诉她查 HIV，除非她拒绝 → 如果已经查过，看检测结果（告知她有权对结果保密） → 是否在服用抗逆转录病毒药物 → 检查抗逆转录病毒疗法计划 ■ 配偶查过 HIV 吗？	■ 如果此次妊娠期间未查过 HIV，则做快速 HIV 检测 L6
看病历记录 ■ 这次怀孕检测的时间？ → 是孕早期（怀孕的前 3 个月）？ → 孕晚期？	

▼ **下一节：**处理出现的问题
如果没问题，参看 C12

检查结果	分类	建议和治疗
■ HIV 试验阳性	**HIV 感染**	■ 提供适宜的 ART 治疗 G6，G9 ■ 坚持 ART 治疗 G6 ■ 咨询阳性结果的含义 G3 ■ 将孕妇转诊到 HIV 定点服务机构进一步评估，启动终生 ART 治疗计划 ■ 对感染 HIV 的妇女提供特殊关怀 G4 ■ 对感染 HIV 的孕妇予以支持 G5 ■ 提供 HIV 检测结果以及伴侣检测的好处 G3 ■ 正确使用避孕套在内的安全性生活 G2 ■ 计划生育咨询 G4 ■ 咨询婴儿喂养方式的选择 G7 ■ 告知下次产检的时间
■ HIV 试验阴性	**HIV 阴性**	■ 咨询阴性结果的含义 G3 ■ 咨询保持阴性结果的重要性，可以通过包括使用避孕套在内的安全性生活实现 G2 ■ 咨询配偶检测及提供检测结果的好处 G3 ■ 在孕晚期（后 3 个月）复查 HIV L6
■ 拒绝检查，或者对以前的检测结果保密，不提供结果	**HIV 情况不明**	■ 根据症状评估感染的严重程度 C10 ■ 咨询用避孕套在内的安全性生活 G2 ■ 咨询配偶检测及提供检测结果的好处 G3

处理出现的问题

问诊、检查记录	视、听、触诊	症状	分类	治疗和建议

如果没有胎动

问诊、检查记录	视、听、触诊	症状	分类	治疗和建议
■ 胎儿最近一次胎动是何时？ ■ 如无胎动，让孕妇活动一段时间，再重新评估胎动	■ 感觉胎动 ■ 孕 6 个月听胎心 D2 ■ 如果没有听到胎心，1h 后再听	■ 无胎动 ■ 无胎心	**可疑死胎**	■ 告知孕妇及家属胎儿可能死亡 ■ 收住院
		■ 无胎动，但胎心好	**胎儿正常**	■ 告诉孕妇胎儿目前情况好，有问题随时来医院

如果胎膜破裂，没有临产

问诊、检查记录	视、听、触诊	症状	分类	治疗和建议
■ 破膜的时间 ■ 胎儿的预产期	■ 查看护垫或内裤，寻找证据： → 羊水 → 阴道分泌物有异常 ■ 如果没有证据，告诉孕妇带护垫，1h 后复查 ■ 测体温	■ 发烧 38℃ ■ 阴道分泌物异味	**宫内和胎儿感染**	■ 肌注或静脉给抗生素 B15 ■ **即刻收住院** B17
		■ 妊娠不足 8 个月破膜	**宫内和胎儿感染危险**	■ 给皮质类固醇激素，肌注地塞米松或倍他米松，适用于： → 孕周准确，从孕 24~34 周 → 早产不可避免 → 没有孕妇感染的证据 → 提供分娩接产服务 → 如有必要，早产儿接受护理支持 ■ 给红霉素作为抗生素备选 B15 ■ **即刻收住院** B17
		■ 妊娠 8 个月后破膜	**胎膜早破**	■ 按照 D1-D28 管理孕妇指导分娩

▼ **下一节**：如果发烧或尿路灼痛感

如果发烧或尿路灼痛感

问诊、检查记录	视、听、触诊	症状	分类	治疗和建议
■ 你发热吗? ■ 你有排尿灼烧感吗?	■ 有发热病史或感觉热: → 测腋温 → 查是否颈强直 → 是否昏睡 ■ 轻叩腰部两侧无抵抗	■ 发热>38℃及出现任何一种: → 颈强直 → 腰部疼痛 → 虚弱/不能站立	**严重发热性疾病**	■ 建立静脉通路,缓慢补液 B9 ■ 给抗生素静脉或肌注 B15 ■ 抗疟药静脉或肌注(疟疾已经确诊) B16 ■ 给葡萄糖 B16 ■ **紧急入院治疗** B17
		■ 发热>38℃或任何一种: → 腰部疼痛 → 灼烧感或排尿后疼痛	**上尿路感染**	■ 给抗生素静脉或肌注 B15 ■ **紧急入院治疗** B17
		■ 发热>38℃或有发烧史(至少48h)	**疟疾**	■ 病源学诊断疟疾 ■ 口服抗疟疾药 F4 ■ 治疗2d无好转,或加重,转院
		■ 排尿灼烧感	**下尿路感染**	■ 口服抗生素 F5 ■ 鼓励多饮水 ■ 如果治疗2d情况更糟或无改善,住院治疗

▼ **下一节:**如果阴道有分泌物

问诊、检查记录	视、听、触诊	症状	分类	治疗和建议

如果阴道有分泌物

问诊、检查记录	视、听、触诊	症状	分类	治疗和建议
■ 你注意到阴道分泌物有变化吗? ■ 有外阴瘙痒吗? ■ 配偶有尿路感染史吗? 如果配偶在场,询问孕妇是否可以问配偶类似问题: ■ 如果可以,问他: ■ 尿道分泌物或脓性分泌物 ■ 尿道灼烧感 如果配偶不在场,解释配偶评估和治疗对于预防再次感染的重要性。 如有条件允许,建议患者和配偶随访。	■ 分开阴唇,看阴道异常分泌物: → 量 → 颜色 → 气味 ■ 如果没有分泌物,查看检查者的手套是否有分泌物	■ 阴道分泌物异常 ■ 性伴侣尿道分泌物异常或有尿路灼烧感	**可疑生殖道感染或衣原体感染**	■ 给患者适当抗生素治疗 F5 ■ 治疗性伴,口服适宜抗生素 F5 ■ 建议正确使用避孕套 G2
		■ 阴道分泌物呈块状 ■ 严重阴道瘙痒	**可疑霉菌感染**	■ 用制霉菌素 F5 ■ 建议使用避孕套在内的安全性生活 G2
		■ 阴道分泌物异常	**可疑细菌或滴虫感染**	■ 服用甲硝唑 F5 ■ 建议使用避孕套在内的安全性生活 G2

▼ **下一节:**如果症状提示严重或晚期的 HIV 感染

问诊、检查记录	视、听、触诊	症状	分类	治疗和建议

如果症状提示严重或晚期的 HIV 感染

问诊、检查记录	视、听、触诊	症状	分类	治疗和建议
(HIV 状态不明和拒绝检测 HIV) ■ 体重下降了吗? ■ 腹泻吗?(持续或间断性的),有多久?大于 1 个月吗? ■ 发烧吗?有多久了(大于 1 个月)? ■ 咳嗽吗?有多久了,大于 1 个月吗? ■ 呼吸困难吗?有多久了,大于 1 个月吗? ■ 阴道分泌物有变化吗? **评估是否为高危人群:** ■ 职业暴露? ■ 多个性伴侣? ■ 静脉注射药物?	■ 看是否明显消瘦 ■ 检查皮肤: → 有皮疹吗? → 看沿身体一侧肋骨下是否有水疱? ■ 头颈部、腋下有肿大的淋巴结 ■ 看口唇周围是否有溃疡、白斑或鹅口疮 ■ 检查阴道分泌物异常 C9 ■ 输血史? ■ 性伴侣是否因 AIDS 患病或死亡? ■ 被迫发生性关系?	■ 出现下列症状中两种: → 体重下降或体重不增、明显消瘦 → 腹泻大于 1 个月 → 气喘或呼吸困难超过 1 个月 → 皮疹瘙痒 → 沿身体一侧肋骨下是否有水疱? → 肿大的淋巴结 → 口唇周围有皲裂或溃疡 → 阴道分泌物异常 **或** ■ 上述症状之一,再加上: → 一种或多种其他症状 → 高危人群	**高度疑似 HIV 感染**	■ 转到诊所或医院,根据病情严重程度提供进一步治疗

如抽烟,喝酒或滥用药物,或有家庭暴力

问诊、检查记录	视、听、触诊	症状	分类	治疗和建议
评估是否依赖: ■ 抽烟 ■ 酗酒 ■ 药物依赖				■ 戒烟咨询和避免二手烟 ■ 对于酗酒或滥用药品者,到特定机构进行治疗 ■ 家庭暴力咨询,见 H4

▼ **下一节:**如果咳嗽或呼吸困难

如果咳嗽或呼吸困难

问诊、检查记录	视、听、触诊	症状	分类	治疗和建议
■ 咳嗽多久了？ ■ 呼吸困难多久？ ■ 胸部疼痛吗？ ■ 痰中有血吗？ ■ 吸烟吗？ ■ 吸二手烟吗？	■ 看是否呼吸困难 ■ 听喘鸣音 ■ 测体温	**至少出现下列症状中的两种：** ■ 发热>38℃ ■ 呼吸困难 ■ 胸痛	**可疑肺炎**	■ 首次肌肉注射或静脉点滴抗生素 B15 ■ **即刻住院治疗** B17
		至少出现下列症状中的一种： ■ 发热或呼吸困难>3 周 ■ 痰中有血 ■ 哮喘	**可疑慢性肺炎**	■ 到医院就诊 ■ 如果哮喘严重，急诊到医院
		■ 发热<38℃ ■ 咳嗽<3 周	**上呼吸道感染**	■ 建议安全舒缓的药物治疗 ■ 如果抽烟，建议戒烟 ■ 避免二手烟

如果服用抗结核药物

问诊、检查记录	视、听、触诊	症状	分类	治疗和建议
■ 吃抗结核药吗？如果是，何时开始的？ ■ 治疗包括注射用药吗？是否用链霉素针剂		■ 服抗结核药物 ■ 抗结核药物注射治疗	**结核病**	■ 如果抗结核治疗包括链霉素，建议患者到医院修改治疗方案，因为链霉素对胎儿有副作用 ■ 如果治疗不含链霉素，评估所用药物对胎儿无害，告知坚持治疗有利于满意的妊娠结局 ■ 如果分娩前 2 个月痰中结核菌阳性，要计划对新生儿服用异烟肼进行预防性治疗 K13 ■ 建议做 HIV 检测和咨询 G2-G3 ■ 如果抽烟，建议戒烟，避免二手烟 ■ 建议对家庭成员和密切接触者进行结核筛查

▼ 下一节：提供预防措施

提供预防措施

对产检的孕妇每次都要进行建议和咨询。

评估,检查记录	治疗和建议
■ 查破伤风类毒素(TT)的免疫状态	■ 注射伤风抗毒素 F2 ■ 如果肌肉注射了 1 支,告知注射第 2 针的时间
■ 检查孕妇铁剂/叶酸、阿司匹林、钙剂补充情况,如果开了抗逆转录病毒处方,看服用情况	■ 补充 3 个月铁剂/叶酸、阿司匹林和钙剂,以及抗病毒药物,了解服药的安全性和依从性 F2、F3、G6、G9
■ 查最近一次服用甲苯哒唑(抗蠕虫药)情况	■ 孕中期、晚期再次用抗蠕虫药 F3
■ 查最近一次服用抗疟疾药情况 ■ 了解产妇或孩子是否在浸了杀虫剂的蚊帐里睡觉	■ 在孕中晚期分别给间断性预防性治疗 F4 ■ 鼓励在浸了杀虫剂的蚊帐里睡觉
	初诊 ■ 制定出生和急诊预案 C14 ■ 营养咨询 C13 ■ 咨询纯母乳喂养的重要性 K2 ■ 咨询戒烟、限酒和滥用药品,避免吸二手烟 ■ 咨询安全的性生活和坚持用避孕套 **每次产检** ■ 根据新情况核对分娩和急诊预案,并进行更新 C14-C15 ■ 何时进行产检的建议 C17 → 常规检查 → 随访观察 → 危险信号 → HIV 相关的随访 **孕晚期** ■ 计划生育咨询 C16 ■ 戒烟、限酒和滥用药品,避免吸二手烟
■ 记录产检和治疗情况	

营养和自我保健以及药物滥用咨询和建议

营养和自我保健以及药物滥用咨询和建议

用这张表做咨询,咨询对象是孕妇及其配偶和家人。

营养咨询

- 建议女性摄入多种类别的健康食品,例如肉、鱼、油、坚果、谷类、豆类、蔬菜、奶酪、牛奶,帮助她增加营养,身体强壮(举例说明食物种类,摄入量)
- 对于身体瘦弱的妇女和青春期的女孩、HIV 感染的妇女要多花些时间进行营养咨询
- 如果有饮食禁忌,要告诉她们
- 和她的家庭成员如丈夫、婆婆交流,鼓励家人帮助妇女注意饮食,避免繁重的体力劳动

孕期自我保健建议

建议妇女做到:

- 服铁剂 F3
- 注意休息,避免提重物
- 睡在蚊帐里,房间放杀虫剂
- 如果有生殖道感染或 HIV 风险 G2 ,要正确使用避孕套
- 孕期禁酒和戒烟
- 除非是医院/或保健中心开的药,否则不乱用药

咨询滥用药物:

- 孕期戒烟
- 避免二手烟
- 不要服用任何药物或者尼古丁替代疗法戒烟

咨询饮用酒精:

- 孕期避免喝酒

咨询药物的使用:

- 孕期避免用药

制订分娩和急诊计划

用这些信息和咨询表格，帮助你和孕妇及其配偶和家人交流。

医疗机构分娩

解释为什么要到医疗机构分娩

- 分娩过程中可以发生任何并发症，并且不是都能提前预测的
- 医院有医生护士，设备、物品和药品，可提供良好的服务，并且有转诊系统
- 如果孕妇感染 HIV，在分娩时，孕妇和新生儿都要接受抗逆转录病毒治疗
- HIV 感染的孕妇及新生儿更容易出现并发症，更应该到医疗机构分娩

如何做准备的建议

为分娩做准备：

- 如何到达医疗机构，乘什么交通工具？
- 在医院分娩的费用，如何支付？
- 开始准备钱吗？
- 在临产和分娩过程中谁陪护？
- 在她住院过程中谁照顾她的家和其他孩子？

建议何时去住院

- 如果孕妇家离医院很近，在有临产征兆时住院
- 如果离医院很远，应该在预产期前 2~3 周住院或者住到医院附近的暂驻地，由家人或朋友陪同
- 如有需要，请求社区帮助 I2

建议携带的物品

- 孕期保健记录
- 包裹婴儿的干净衣服
- 生完孩子穿的，能戴卫生护垫的干净衣服
- 母亲和婴儿衣物
- 住院期间孕妇及陪护人的食物和饮用水

由熟练接生员进行的家庭分娩

如何准备的建议

与她一起准备以下事宜：

- 在临产和分娩过程中由谁陪护
- 分娩后 24h 内谁陪护？
- 谁照看她的家和其他孩子？
- 建议在出现临产征兆时，立即将熟练接生员接到家
- 建议准备好孕期保健记录
- 如有必要，请求社区帮助 I2

解释家庭分娩必备的物品

- 婴儿出生必须的干净暖和的房间、衣物
- 不同规格的干净衣物，用于铺床的床单，包裹婴儿的衣服、清洗婴儿眼睛的毛巾、接生员擦手的毛巾，生完孩子用的卫生巾
- 毛毯
- 盛干净水的桶及加热设备
- 肥皂
- 盆：2 个用于洗手，1 个装胎盘
- 放胎盘的塑料袋

有关临产先兆的建议

如果有下列征兆建议到医院或联系熟练的接生员：

- 见红（血性分泌物）
- 每 20min 或更短时间宫缩痛一次
- 破水

有关危险的征兆

如果出现下列症状，**建议无论何时，立即**到医院或保健中心：

- 阴道出血
- 抽搐
- 剧烈头痛伴视物模糊
- 发烧、体虚不能起床
- 剧烈腹痛
- 呼吸急促或呼吸困难

如果出现下列情形之一**应尽快**到保健中心：

- 发烧
- 腹痛
- 感觉不适
- 手指、面部及肢体浮肿

讨论如何准备孕期急诊

- 同孕妇及其家人探讨急诊事宜：
  - → 她该到哪就诊？
  - → 她如何到达？
  - → 就诊费和交通花费？
  - → 她如何能省时省钱？
  - → 在她临产或分娩时谁陪伴？
  - → 谁照顾她的家和其他孩子？
- 如果有必要，建议孕妇到社区获得帮助 I1-I3
- 建议孕妇看急诊也要携带家庭保健记录到保健中心

计划生育咨询及建议

咨询计划生育的重要性

- 如果孕妇认为适宜,可以在咨询室让其家属或配偶一起进行咨询
- 向孕妇讲解婴儿出生后,如果不是纯母乳喂养,性生活正常,有可能在分娩 4 周后再次怀孕,因此及早考虑选择避孕措施非常重要
  → 询问孕妇生育计划,如果孕妇(和配偶)想生多个孩子,建议生育间隔至少 2 年,对母婴均有好处。
  → 分娩后采取何种避孕措施与产后是否哺乳有关系,要向孕妇讲明白
  → 为孕妇做好安排咨询计划生育专家或咨询大夫,(见计划生育咨询提供者工具书,咨询方法和咨询过程)
- 建议坚持正确使用避孕套,双重保护,既能避孕,又能避免生殖道感染性疾病或 HIV 感染,尤其生殖道感染和 HIV 感染的高危人群 G4
- 对于 HIV 阳性的妇女,见计划生育避孕咨询指导 G4
- 配偶随时可以做输精管结扎术

非母乳喂养妇女的避孕选择

产后即可使用	避孕套 仅含孕激素的口服避孕药 仅含孕激素避孕针剂 皮下埋植 杀精子剂 女性输卵管结扎(产后 7d 内或 6 周后) 带铜宫内节育器或左炔诺酮宫内缓释系统(胎盘娩出后即刻或产后 48h)
产后 3 周应用	复方口服避孕药 复方避孕针 避孕用隔膜 安全期避孕法

孕期计划生育咨询的特殊要求

咨询应该在孕晚期三个月内进行

- 如果选择女性绝育:
  → 如果无感染可以产后立即进行(较理想的是产后 7d 内,可延迟至产后 6 周)
  → 计划到医院或保健院实施手术,因为那里的人员经过专业培训,可以施术
  → 确保咨询和知情同意在临产或分娩前进行
- 如果选择宫内节育器:
  → 如果没有感染可以在产后即放置(产后 48h 内,或延迟至产后 4 周内)
  → 到医院或保健院放置节育器。

母乳喂养妇女的避孕方法

产后即进行:	哺乳期避孕法 避孕套 杀精剂 女性绝育术,(产后 7d 内或延迟至 6 周后) 带铜 IUD 或左炔诺酮宫内缓释系统(胎盘娩出后即刻或产后 48h)
产后 6 周	产后六周内的母乳喂养妇女口服仅含孕激素的口服避孕药或含左炔诺孕酮和黄体酮的皮埋制剂。不能用仅含孕激素的避孕针、妇康片
6 周至 6 个月内	产后六周至六个月内的母乳喂养妇女口服仅含孕激素的口服药物,含孕激素的针剂、黄体酮和雌激素的皮埋制剂
产后 6 个月	口服仅含孕激素的口服药物,含孕激素的针剂、黄体酮和雌激素的皮埋制剂

常规检查和随访建议

鼓励孕妇至少带其配偶和家庭成员检查一次。

常规产前检查：

第 1 次产前检查	孕 4 个月内	孕 16 周前
第 2 产前检查	孕 6 个月	孕 24~28 周
第 3 产前检查	孕 8 月	孕 30~32 周
第 4 产前检查	孕 9 月	孕 36~38 周

- 所有孕妇需进行至少 4 次常规产前检查
- 第一次产检应该在怀孕后尽早进行
- 最后一次产前检查应告诉孕妇，如果超过预产期 2 周内未能分娩应及时到医院检查
- 根据特殊情况适当增加检查次数，如疟疾或 HIV 检查阳性
- 如果孕妇感染 HIV，确保在孕 26~28 周产检一次

随访

如果出现下列问题	**到医院检查**
高血压	如果孕 8 个月以上，一周检查一次
严重贫血	2 周复查一次
HIV 感染	HIV 检测后 2 周

没有熟练接生员参与的家庭分娩

再次强调由熟练接生员参与的家庭分娩。

指导孕妇及其家庭实施干净、安全的家庭分娩：

如果产妇选择没有熟练接生员参与的家庭分娩，向产妇及其家属交代这些简单操作。

- 为她提供一次性产包，并指导如何使用

告诉孕妇/家属：

- 保证在干净的地方分娩
- 接生员在接触产妇/新生儿前后一定要用肥皂水洗手，同时指甲也要洗干净
- 新生儿娩出后要用干净的布料擦拭孩子的双眼，将孩子放到妈妈胸部进行皮肤接触
- 给妈妈和孩子盖上被子保暖
- 用产包中提供的脐带夹处理脐带，当脐带停止搏动时用刀剪断脐带
- 新生儿（断脐后）擦干全身，出生 24h 内不能给新生儿洗澡（如果有宗教信仰，也要在产后 6h 洗澡）
- 等待胎盘自然娩出
- 新生儿出生 1h 内准备就绪可以母乳喂养
- 分娩 24h 内不要让产妇独处
- 给产妇和孩子保暖，给孩子穿衣，戴帽子
- 从正确、安全和人性化方式处理胎盘（掩埋或焚烧）
- 出生第一周新生儿每天用消毒剂消毒脐带残端，没有消毒剂的地区做好脐带护理，保持干燥和干净

- 告诉她/他们哪些属于母亲和婴儿的危险情况，以及如果出现这种情况后到哪里就诊

避免有害操作的建议

例如：

不要用本地土法催产。

不要等羊水流尽才去医院。

临产或分娩后**不要**在阴道内放任何东西。

临产或分娩时**不要**在腹部人为加压。

娩胎盘时**不要**用力牵拉脐带。

不要在脐带断端放任何东西，除 7.1% 葡萄糖酸氯己定外（当地卫生行政部门推荐）。

鼓励有益的传统实践：

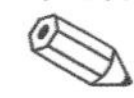 ______________________________

____

出现危险情况的建议

如果出现下列危险情况，**无论何时，必须立即去医院。**

母亲：

- 破水后 6h 未分娩
- 腹痛或宫缩超过 12h
- 分娩后大出血（垫子或衣服 5min 内浸透）
- 出血增多
- 胎儿娩出后 1h 胎盘未娩出

新生儿：

- 极低体重儿
- 呼吸困难
- 抽搐
- 发热
- 周身发冷
- 出血
- 不吃奶

分娩:临产,分娩和立即的产后护理保健

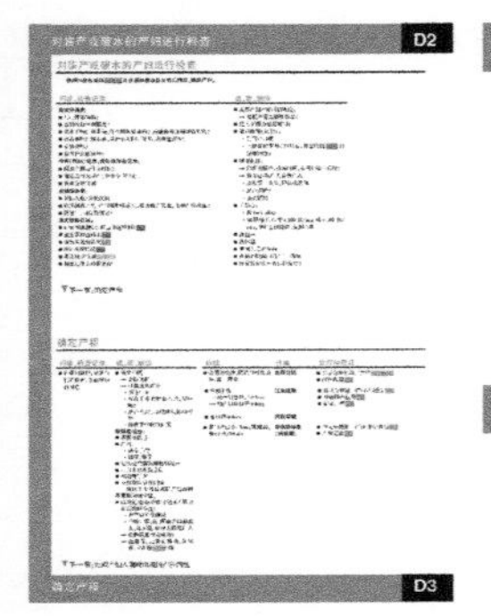

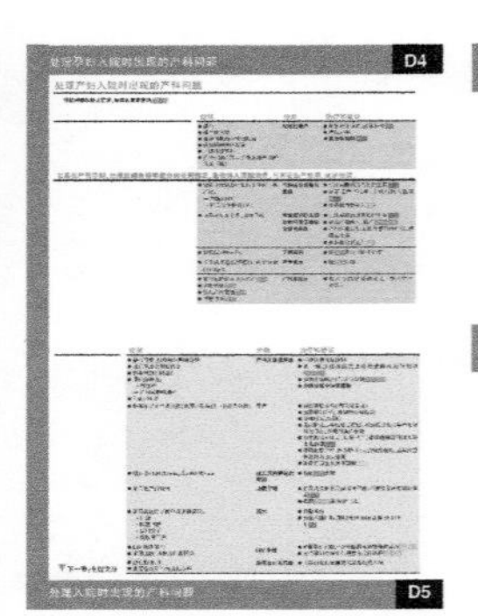

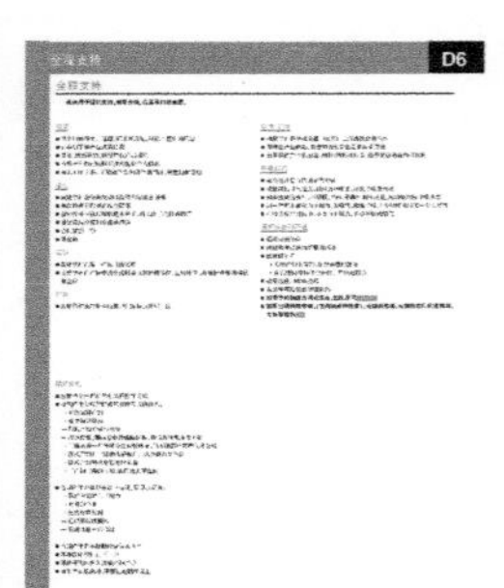

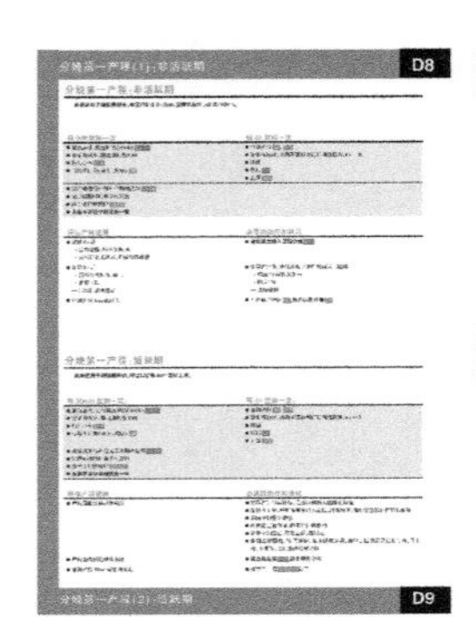

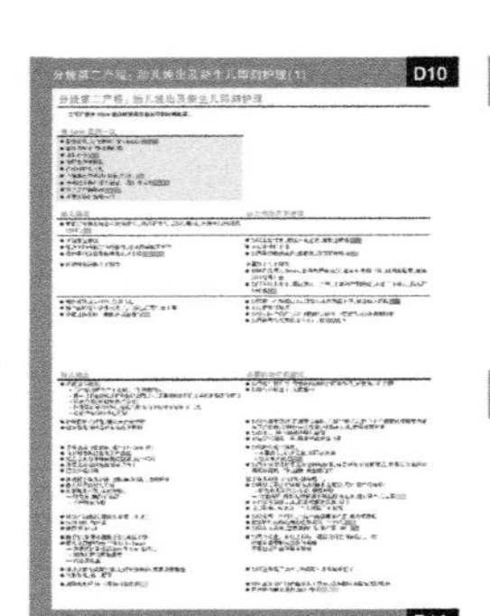

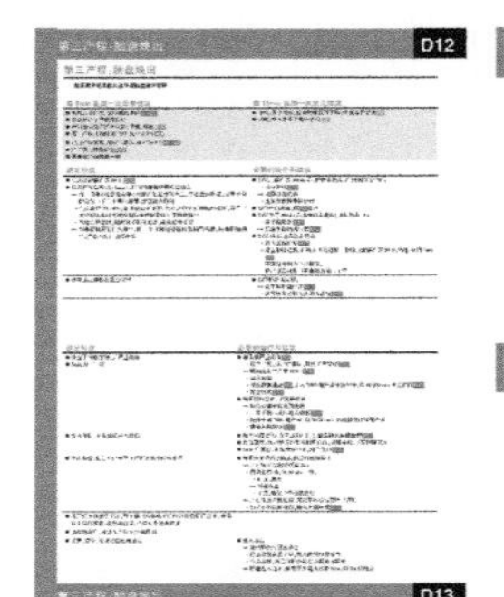

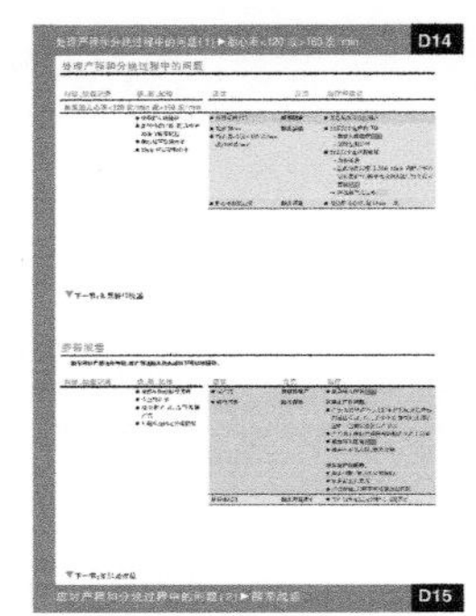

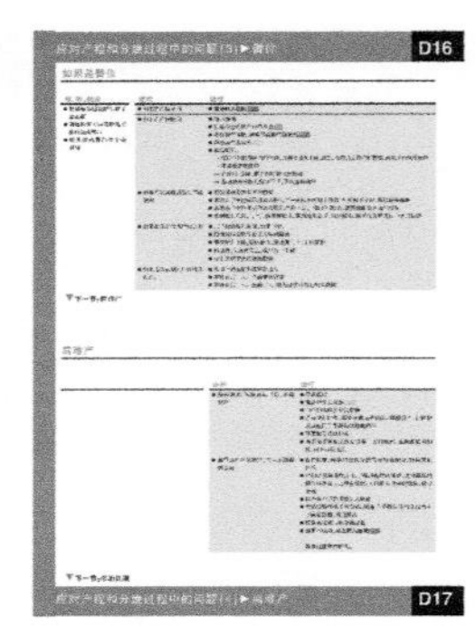

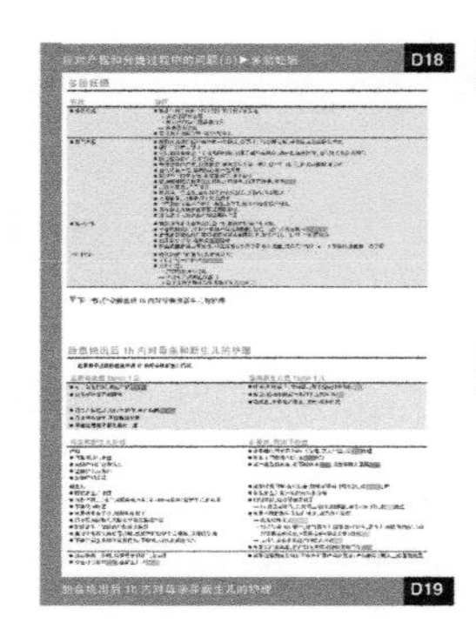

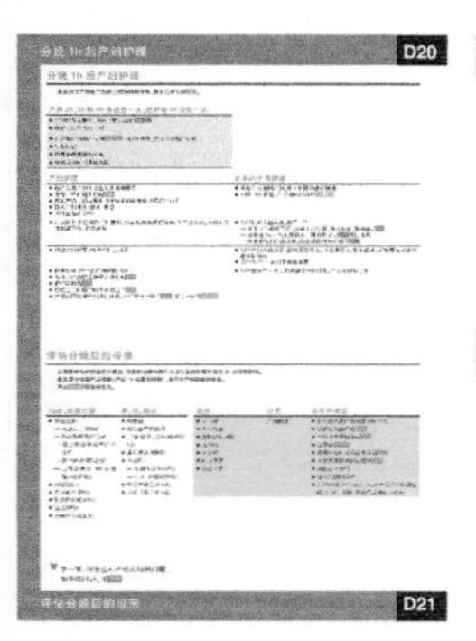

D20 胎盘娩出1h后产妇的护理

D21 产后产妇的评估

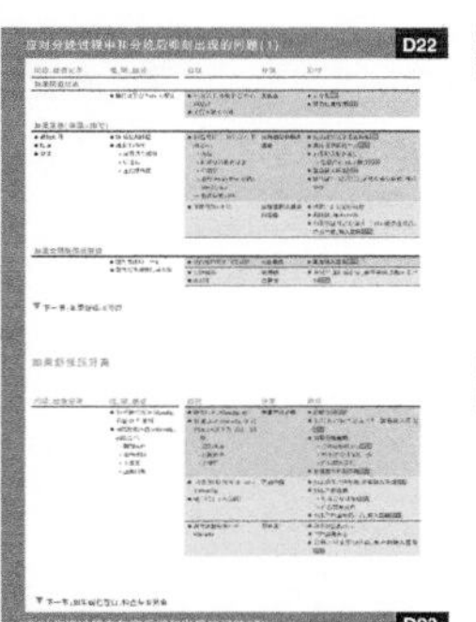

D22 处理产后即刻出现的问题(1)

产后出血，发热，产道裂伤或侧切

D23 处理产后即刻出现的问题(2)

舒张压升高

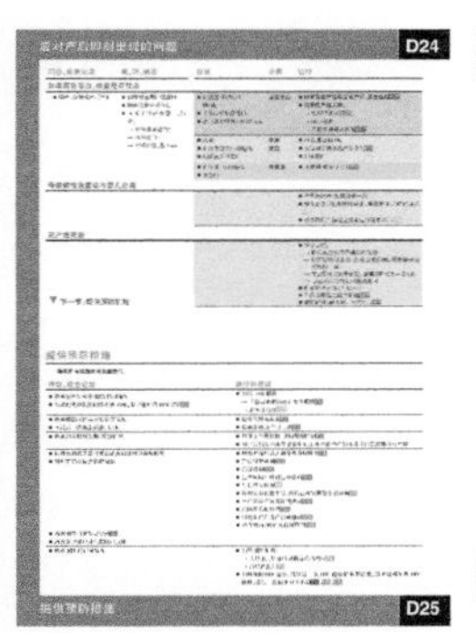

D24 处理产后即刻出现的问题(3)

面色苍白时，检查是否贫血

产妇病情危重时，母婴分离

死产或新生儿死亡

D25 预防措施

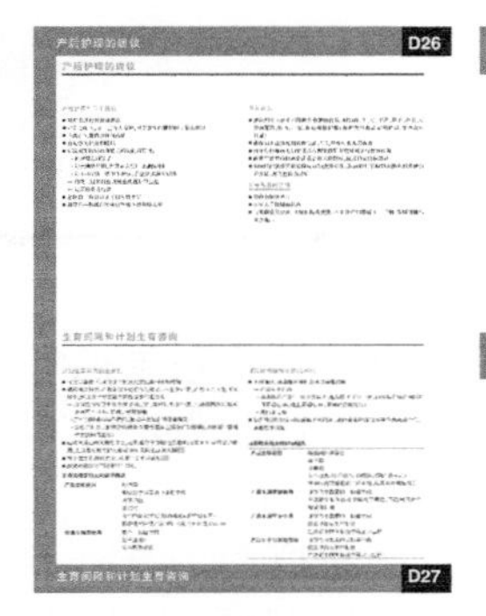

D26 产后护理建议

产后护理建议和营养咨询

D27 生育间隔和计划生育咨询

计划生育重要性的咨询

哺乳闭经避孕法

D28 复查时间的建议

常规产后访视，

危险症状的识别，

讨论如何为产后紧急就诊做准备

D29 技术熟练的接生员进行家庭接生

家庭接生的准备

分娩期护理

产妇产后护理

新生儿产后护理

- 总是以“**快速评估与处理**”开始B3-B7
- 使用流程图**评估临产或胎膜早破产妇**D2-D3的临床情况和产科病史，确定是否进入产程
- 如果确诊出现异常情况，按流程图“**处理入院时的产科问题**”D4-D5
- 按照产程进展D8-D13护理产妇，并对出现的问题做相应的处理D14-D18
- 按照“**分娩全程护理**”D6-D7，提供全程支持和保健服务
- 用产程记录单和产程图记录产程中的情况N4-N6
- 分娩后母婴在产房观察1h并填写图表“**胎盘娩出1h母婴保健记录表**”D19
- 按照“**胎盘娩出1h后产妇护理表**”提供保健服务，直到出院D20。按照D25提供预防措施，按照D26-D28指导产后护理和观察，定期随访和紧急就诊，计划生育
- 出院时按照D21对产妇进行体检
- 在医院分娩的产妇，产后24h内不可以出院
- 如果产妇HIV阳性，或青春期或有特殊需求，处理详见G1-G11，H1-H4
- 如果接生员在家庭接生见D29

对临产或破水的产妇进行检查

快速评估和处理 B3-B7,用此表评估孕妇及胎儿情况,确定产程。

问诊、检查记录

此次分娩史:
- 何时开始宫缩?
- 宫缩的频率和强度?
- 破水了吗? 如果是,什么时间破水的? 是清亮的还是绿色的呢?
- 有出血吗? 如果有,从什么时间开始的,出血量多少?
- 有胎动吗?
- 你有什么顾虑吗?

检查(病历)记录,或如果没有记录:
- 问预产期是什么时候?
- 确定是否为早产(少于孕 37 周)?
- 检查分娩计划

既往妊娠史:
- 妊娠次数/分娩次数
- 既往剖宫产史、产钳或胎吸病史,或其他并发症,比如产后出血?
- 既往三、四度裂伤史?

本次妊娠状况:
- RPR 检测情况(梅毒快速检测) C5
- 血色素检查结果 C4
- 破伤风免疫状况 F2
- HIV 检查情况 C6
- 婴儿喂养计划 G7-G8
- 接受过什么药物治疗

视、听、触诊

- 观察产妇宫缩时的反应:
  - → 是配合还是紧张焦虑?
- 是向下用力还是喊叫?
- 检查腹部(视诊):
  - → 剖宫产瘢痕
  - → 下腹部缩窄环(如果有,排空膀胱 B12,再仔细观察)
- 腹部触诊:
  - → 宫缩的频率,持续时间,有否持续性宫缩?
  - → 胎方位-纵产式或横产式
  - → 胎先露—头位、臀位或其他
  - → 是否多胎?
  - → 胎动情况
- 听胎心:
  - → 数 1min 胎心
  - → 如果胎儿心率 < 100 次/min 或 > 180 次/min,孕妇左侧卧位,复测心率
- 测血压
- 测体温
- 查面色是否苍白
- 查是否眼窝凹陷/口干现象
- 捏前臂皮肤是否很快复原?

▼ **下一节:**确定产程

确定产程

问诊、检查记录

- 向孕妇解释：要进行阴道检查，并征得她的同意

视、听、触诊

- 检查外阴
  - → 会阴皱折
  - → 可视胎儿部分
  - → 阴道出血
  - → 流出羊水有胎粪污染，异味吗？
  - → 是否有疣、瘢痕组织影响分娩
  - → 检查子宫收缩情况

做阴道检查：

- **不要**剃阴毛
- 准备：
  - → 消毒手套
  - → 棉签、垫子
- 每次检查前后用肥皂洗手
- 用自来水冲洗会阴
- 戴消毒手套
- 孕妇双腿分开屈膝

妊娠7个月后或阴道出血时**不要**做阴道检查。

- 做阴道检查动作要轻柔（不要在宫缩时检查）
  - → 查宫口扩张情况
  - → 查胎先露：硬、圆而光滑是胎头，如不是，确定先露是什么
  - → 查胎膜是否完整的？
  - → 查脐带，是否有搏动，如果有，立即按D15处理

症状	分类	治疗和建议
■ 会阴体变薄，阴道口可见胎头，宫口开全	**立即分娩**	■ 详见分娩的第二产程D10-D11 ■ 画产程图N5
■ 宫颈扩张 → 经产妇宫口开≥5cm → 初产妇宫口开≥6cm	**活跃晚期**	■ 详见分娩第一产程-活跃期D9 ■ 开始画产程图N5 ■ 记录产程N5
■ 宫口开≥4cm	**活跃早期**	
■ 宫口扩张0～3cm；宫缩弱，和<2次/10min	**非活跃早期（潜伏期）**	■ 详见分娩第一产程-非活跃期D8 ■ 产程记录N4

▼ **下一节：**处理产妇入院时出现的产科问题

处理产妇入院时出现的产科问题

评估妊娠和胎儿情况，如果有异常发现D2-D3

症状	分类	治疗和建议
■ 横位 ■ 强直性宫缩 ■ 宫缩间歇仍持续性腹痛 ■ 突然而剧烈的腹痛 ■ 下腹部缩窄环 ■ 产程>24h（宫口扩张无进展或胎儿无下降）	**梗阻性难产**	■ 如果身体虚弱，静脉补液B9 ■ 产程>24h ■ **紧急收住院**B17

如果在产程早期，**出现红颜色标明部分的任何情况，急诊转入医院治疗**，只有在临产晚期，就地处置。

症状	分类	治疗和建议
■ 胎膜早破以及出现以下任何一种情况： → 体温>38℃ → 阴道分泌物有异味	**宫腔感染或胎儿感染**	■ 肌注或静滴适当的抗生素B15 ■ 如果是产程晚期，分娩后转入医院B17 ■ 准备救治新生儿J5
■ 怀孕不足 8 个月，胎膜早破	**有宫腔和胎儿感染和呼吸窘迫综合征的危险**	■ 肌注或静滴适宜的抗生素B15 ■ 如是产程晚期，接产D10-D28 ■ 产妇分娩后如果没有感染的症状，停用抗生素 ■ 准备救治新生儿J5
■ 舒张压>90mmHg	**子痫前期**	■ 按D23进行评估和治疗
■ 手掌或眼睑结膜苍白，或血红蛋白<70g/L	**严重贫血**	■ 按D24处理
■ 臀位或胎位不正性难产D16 ■ 多胎妊娠D18 ■ 胎儿宫内窘迫D14 ■ 脐带脱垂D15	**产科并发症**	■ 按照专门的说明处理（参照左栏页码）

症状	分类	治疗和建议
■ 是否有疣、瘢痕组织影响分娩 ■ 既往三度会阴裂伤史 ■ 妊娠晚期随时出血 ■ 既往分娩史： → 剖宫产 → 产钳或胎吸助产 ■ 年龄<14 岁	**产科并发症风险**	■ 不建议做常规侧切 ■ 由于瘢痕或损伤造成分娩受阻可进行侧切 D10-D11 ■ 如发生在临产后，进行分娩 D10-D28 ■ **分娩过程中请求援助**
■ 妊娠不足 8 个月分娩（比预产期提前一个多月分娩）	**早产**	■ 再次查胎方位（臀位较常见） ■ 如果孕妇卧位，鼓励她左侧卧位 ■ 分娩时请求援助 ■ 无论胎儿是头位还是臀位，不建议以改善早产儿结局为目的，常规剖宫产分娩 ■ 如果胎儿<32 周，即将早产，建议使用硫酸镁预防婴儿脑瘫 B13 ■ 密切观察产程，因为胎儿小，会突然娩出，尤其注意控制娩出胎头速度 ■ 准备好新生儿复苏器械 K11
■ 胎心率<120 次/min，或>160 次/min	**胎儿宫内窘迫的可能**	■ 按照 D14 处理
■ 足月临产前破膜	**胎膜早破**	■ 足月或接近足月前胎膜早破，不建议常规使用抗生素 B15 ■ 按照 J13-J5 救治新生儿
■ 如果出现以下两种或多种症状： → 口渴 → 眼窝凹陷 → 口唇发干 → 皮肤弹性差	**脱水**	■ 口服补液 ■ 如果不能口服，静脉补液 1000ml 要 3h 以上见 B9
■ HIV 检测阳性 ■ 采用 ARV 药物治疗和预防	**HIV 阳性**	■ 确保孕妇在临产时开始服抗逆转录病毒药 G6，G9 ■ 支持孕妇对新生儿喂养方式的选择 G7-G8
■ 没有胎动，和 ■ 反复检查听不到胎儿心率	**胎死宫内的可能**	■ 向孕妇及其家属交代胎儿状况不佳

▼ 下一节：全程支持

全程支持

此表用于提供支持，鼓励分娩，尊重孕妇的意愿。

交流

- 向孕妇解释生产过程，征求其意见、讨论产程中的问题
- 让孕妇了解产程进展情况
- 表扬、鼓励孕妇，确保产程进展顺利
- 在检查和探讨问题时注意保护个人隐私
- 如果 HIV 阳性，了解她已告知伴侣的情况，尊重她的意愿

清洁

- 鼓励孕妇在分娩发动时洗澡和清洗会阴部
- 每次检查前都要清洗会阴部
- 做每次检查前后用肥皂水洗手，戴无菌手套检查阴道
- 确保清洁分娩和分娩处清洁
- 会阴部擦干净
- 不灌肠

运动

- 鼓励孕妇在第一产程自由活动
- 支持孕妇在产程中或分娩时采取的任何体位，左侧卧位、由陪护者帮助蹲伏和立位

排尿

- 鼓励孕妇及时排空膀胱，每 2h 提醒排尿一次

饮食、饮水

- 鼓励孕妇在分娩全程中按照自己意愿饮食和饮水
- 即使在产程晚期，有营养的流食也是非常重要的
- 如果孕妇产程长或出现明显消耗和疲劳，给予足够的食物和饮料

呼吸技巧

- 教会她注意自己的正常呼吸
- 鼓励减慢呼气速度，做叹息样呼吸，每次呼吸要放松
- 如果她感觉头晕，不舒服，面部、手脚针刺样感觉，鼓励她放慢呼吸速度
- 第一产程末避免向下用力，大喘气，张嘴呼吸，2 个短呼吸后接一个长呼气
- 在胎头娩出过程中，不要向下用力，平稳呼吸或喘气

缓解疼痛和不适

- 建议变换体位
- 鼓励做自己感到舒服的活动
- 鼓励陪护者
  → 按摩产妇的背部，如果她感到舒服
  → 在宫缩间隙握住孕妇的手并给她擦脸
- 鼓励她使用呼吸技巧
- 有条件可洗热水澡或淋浴
- **如果孕妇精疲力竭或焦虑，查找原因** D2-D3
- **如果出现持续疼痛，（宫缩间歇持续痛），或剧烈疼痛，或突然发作的疼痛时，要采取措施** D4

陪伴分娩

- 鼓励整个产程过程中选择陪伴分娩
- 交代陪伴分娩产妇或其陪伴者应做什么：
  → 时刻陪伴产妇
  → 给孕妇以鼓励
  → 帮助产妇呼吸与放松
  → 按摩背部，用湿毛巾帮她擦额头，和做其他支持性工作
  → 用当地的一些传统方法减轻疼痛，但不能影响其产程和分娩
  → 鼓励产妇自由活动和采取自己认为舒服的体位
  → 鼓励产妇喝水吃想吃的东西
  → 当产妇需要的时候，协助她去卫生间

- 告诉陪伴者如果有以下情况，要寻求帮助：
  → 孕妇宫缩时向下用力
  → 有阴道出血
  → 突然疼痛加剧
  → 意识不清或抽风
  → 发现其他异常情况

- 告诉陪伴者**不能做**的事情及理由
- **不要**鼓励孕妇向下用力
- **不能**替代医护人员给产妇指导
- 如果孕妇想活动，**不要**让她躺在床上

分娩第一产程:非活跃期

此表适用于潜伏期妇女,即宫口扩张 0~3cm,宫缩比较弱,<2 次/10min。

每小时监测一次	每 4h 监测一次
■ 紧急症状,快速评估(RAM)B3-B7 ■ 宫缩的频率、强度和间歇时间 ■ 胎儿心率 D14 ■ 情绪和行为(疲劳、焦虑)D6	■ 宫颈扩张 D3, D15 ■ 除非有指征,否则**不要**频繁进行阴道检查,4h 一次 ■ 体温 ■ 脉搏 B3 ■ 血压 D23
■ 按常规进行产程和产程图记录 N4-N6 ■ 记录破膜时间和羊水颜色 ■ 给予支持性照护 D6-D7 ■ **永远不要让孕妇独处一室**	

评估产程进展	必要的治疗和建议
■ 如果 8h 后 → 宫缩增强,频率加快,但 → 宫颈扩张无进展,有或没有破膜	■ **建议紧急转入医院分娩** B17
■ 如果 8h 后 → 宫缩没有加强,而且 → 胎膜未破 → 宫颈扩张无进展	■ 让孕妇出院,建议出现下述情况再返回医院 → 疼痛/不适程度加重 → 阴道出血 → 胎膜破裂
■ 宫颈扩张 4cm 或更大	■ 开始画产程图 N5,按活跃期处置 D9

分娩第一产程:活跃期

此表适用于活跃期孕妇,即宫口扩张 4cm 或以上者。

每 30min 监测一次:	每 4h 监测一次:
■ 紧急症状,进行快速评估(RAM)B3-B7 ■ 宫缩的频率、强度和间歇时间 ■ 胎儿心率 D14 ■ 心情和行为(疲劳、焦虑)D6	■ 宫颈扩张 D3,D15 ■ 除非有指征,否则不要频繁进行阴道检查,4h 一次 ■ 体温 ■ 脉搏 B3 ■ 血压 D23
■ 按常规进行产程记录和画产程图 N4-N6 ■ 记录破膜时间和羊水颜色 ■ 给予支持性照护 D6-D7 ■ **永远不要让孕妇独处一室**	

评估产程进展	必要的治疗和建议
■ 产程图曲线越过警戒线	■ 对孕妇进行再评估,是否达到转入医院的标准 ■ 如果有可能,呼叫高年资的人帮忙,时刻警惕,做好紧急转运产妇的准备 ■ 鼓励孕妇排空膀胱 ■ 确保适宜液体量,但不给固体食物 ■ 如果孕妇愿意,鼓励立位,或行走 ■ 监测宫缩强度,2h 再评估,如果没有进展,如果去医院需要很长时间,马上去,不要等,以免错过处理时机
■ 产程曲线到处理线右侧	■ **紧急收住院** B17,除非即将分娩
■ 宫颈扩张 10cm 或会阴隆起	■ 按第二产程 D10-D11 处置

分娩第二产程：胎儿娩出及新生儿即刻护理

当宫口开大 10cm 或会阴变薄及胎头可见时用此表。

每 5min 监测一次

- 急诊症状，进行快速评估(RAM) B3-B7
- 宫缩的频率、强度和间歇
- 胎儿心率 D14
- 会阴变薄和鼓起
- 宫缩时胎头可见
- 心情和行为状况(沮丧、焦虑) D6
- 分娩记录和产程图记录产程中的情况 N4-N6
- 给予支持和鼓励 D6-D7
- 不要让孕妇独处一室

胎儿娩出	必要的治疗和建议
■ 准备好分娩的设备和物品供应，包括新生儿复苏的器械，分娩室清洁温暖(25℃) L3	
■ 孕妇排空膀胱 ■ 帮助孕妇采取舒适的体位，尽可能采取直立位 ■ 陪伴孕妇并给予精神和心理支持 D10-D11	■ 如果未能排尿，膀胱是充盈的，要排空膀胱 B12 ■ 不要让孕妇平卧 ■ 如果孕妇感到痛苦，鼓励她，帮其缓解疼痛 D6
■ 宫缩时允许她向下用力	**不要**急于向下用力 ■ 如果自发用力 30min，会阴未开始变薄，宫缩时伸缩不好，做阴道检查，证实宫口是否开全 ■ 如果宫口未开全，等待进入二产程，让孕妇左侧卧位，不要向下用力，鼓励指导呼吸 D6
■ 观察直到胎头可见，会阴凸起 ■ 接产前肥皂和洁净水洗手，在接生前戴消毒手套 ■ 分娩过程参照一般防护措施进行 A4	■ 如果第二产程超过 2h，或胎头未见明显下降，紧急转入医院 B17 ■ 不要常规做侧切 ■ 如果梗阻性难产(疣/瘢痕组织/既往三度裂伤)做会阴侧切术 ■ 如果是臀位或其他胎位不正，按 D16 处理

胎儿娩出	必要的治疗和建议
■ 控制胎头娩出： → 当宫缩时胎头往下走时，一手轻按胎头 → 另一只手在分娩过程中保护会阴，并用手掌的侧边托住消毒的护垫盖住肛门 → 暴露会阴（拇指和食指分开） → 指导孕妇平稳呼吸，在娩出胎头的过程中不要向下用力 → 鼓励孕妇张口快速呼吸	■ 如果娩出婴儿时，有潜在的损伤会阴的力量，要使劲压住会阴 ■ 扔掉污染的垫子，预防感染
■ 轻触摸胎儿颈部，确定是否有脐带 ■ 检查胎儿面部是否有粘液和胎膜	■ 如果有脐带绕颈，若脐带长而松，在娩出胎儿过程中上推脐带或将脐带顺胎头下滑松解；如果脐带比较紧，钳夹并剪断，然后松开脐带 ■ 如必要，用纱布和擦净婴儿面部 ■ 不建议常规吸口鼻，除非粘液堵住口鼻
■ 等待胎肩自然旋转，娩出（1～2min 内） ■ 向下用力协助胎儿前肩娩出 ■ 然后胎儿身体转向妈妈腹部，娩出后肩 ■ 将婴儿放在妈妈腹部或手臂上 ■ 记录分娩时间	■ 如果胎肩娩出延迟： → **不要**恐慌，请求援助，找同事协助 → 按肩难产处理 D17 ■ 如果不能接受将婴儿放在妈妈腹部，或者妈妈不能抱婴儿，将婴儿放在距离妈妈较近的干净、温暖、安全的地方
■ 迅速擦干婴儿身体，擦眼睛，扔掉用过的湿布 ■ 擦干后评估婴儿呼吸 ■ 如果婴儿不哭，观察呼吸： → 呼吸好，胸部有抬高 → 不呼吸或喘憋	擦干婴儿身体，否则他/她会感冒。 ■ 如果婴儿不会呼吸或喘息（除非是死胎、死产或严重畸形） → 搓新生儿背部 2～3 次，刺激呼吸 → 快速断脐，将婴儿转移到平整温暖的地方，进行新生儿复苏 K11 ■ 不建议常规吸口鼻，除非粘液堵住鼻、口腔 ■ 寻求帮助，-应该有一个人观察产妇情况
■ 触诊产妇腹部，排除没有第二个婴儿 ■ 注射 10IU 催产素 ■ 观察阴道出血	■ 如果有第二个胎儿，在娩出前**禁用**催产素，要寻求**帮助** ■ 按多胎妊娠的处理办法娩出第二个胎儿 D18 ■ 如果有大出血，重复肌肉注射催产素 10IU B5
■ 换手套，如果不能换手套，就洗干净 ■ 钳夹并剪断脐带（出生后 1～3min） → 在距离脐带根部 2cm 和 5cm 处结扎 → 用消毒剪刀剪断脐带 → 观察无出血	■ 如果有渗血。在皮肤和第一道结扎线之间再结扎一次 **不要**在脐带断端放任何东西 **不要**包裹和盖住脐带断端
■ 将婴儿放在妈妈胸部，进行皮肤接触，并放身份标签 ■ 包裹婴儿，戴上帽子	■ 如果室温低于 25℃，给妈妈和婴儿加盖毯子
■ 鼓励出生后 1h 内开始母乳喂养 K2	■ HIV 感染的产妇若选择人工喂养，根据相应的指导进行喂养 ■ 检查是否需要进行 ARV 治疗 G6，G9

第三产程:胎盘娩出

此表用于记录胎儿娩出后胎盘娩出过程。

每 5min 监测一次母亲情况

- 出现急诊情况,进行快速评估 B3-B7
- 触诊是否子宫收缩良好
- 产妇的情绪和精神状态(紧张、焦虑) D6
- 第三产程开始时间(婴儿娩出开始计算)
- 记录产程发现、治疗和处理,画产程图(N4-N6)
- 给予支持性照护 D6-D7
- **不要让产妇独处一室**

每 15min 监测一次胎儿情况

- 呼吸:听呼吸音,检查胸部是否下陷、呼吸是否增快 J2
- 保暖:检查新生儿脚是否冷 J2

娩出胎盘

- 肌肉注射催产素 10IU D11
- 待强宫缩出现(2~3min),控制性**牵拉脐带**娩出胎盘
  - → 将一只手(通常是左手)放在产妇耻骨联合上,掌心盖住脐部,按压子宫配合另一手向下牵拉脐带,注意用力均匀
  - → 牵拉脐带 30~40s,如果胎盘不下降,放弃脐带牵引和腹部按压,等待下次宫缩出现时再次控制性牵拉脐带以利于胎盘娩出
  - → 当胎盘娩出时,用两只手抓住胎盘,避免胎膜撕裂
  - → 如果胎膜不能自然排出,向一个方向轻轻扭转胎膜呈绳状,协助胎膜排出,注意不要让胎膜断裂

- 检查胎盘和胎盘是否完整

必要的治疗和建议

- 如果用催产素 30min 后,胎盘未娩出,产妇无阴道出血:
  - → 排空膀胱 B12
  - → 鼓励母乳喂养
  - → 重复控制性牵拉脐带
- 如果产妇出血,按 B5 处理
- 如果再等 30min 后胎盘仍未娩出(胎儿娩出 1h)
  - → 徒手取胎盘 B11
  - → 肌注和静滴抗生素 B15
- 如果 1h 后胎盘仍未娩出
  - → 转入医院治疗 B17
  - → 建立静脉通路,在转入医院过程中静脉点滴催产素 20IU,滴速 30 滴/min B9

  不要过分用力牵拉脐带。

  娩出胎盘过程中**不要**用力挤压子宫。

- 如果胎盘无完整:
  - → 徒手取胎盘碎片 B11
  - → 适宜抗生素肌肉注射和静滴 B15

娩出胎盘	必要的治疗和建议
■ 检查子宫收缩好，无严重出血 ■ 5min 复查一次	■ 如果有严重出血 B5： → 按摩子宫，排出血凝块，直到子宫变硬 B10 → 肌肉注射催产素 10IU B10 → 寻求帮助 → 开放静脉通路 B9，加入 20IU 催产素于液体中，以 60 滴/min 速度静滴 B10 → 排空膀胱 B12 ■ 如果持续出血，子宫是软的 → 持续按摩子宫直到变硬 → 用双手按压或压迫大动脉 B10 → 液体中加 20IU 催产素，以 30 滴/min 速度持续静滴催产素 → **紧急入院治疗** B17
■ 检查外阴、下生殖道是否裂伤	■ 如有三度裂伤（含直肠和肛门），**紧急转入医院治疗** B17 ■ 其他裂伤：消毒垫或纱布卷加压止血，双腿并拢，不要脚踝交叉 ■ 5min 后复查，如果持续出血，缝合伤口 B12
■ 立即收集、估计并记录整个产程过程中的失血量	■ 如果失血量约 250ml，但出血已经停止 → 产妇留医院继续观察 24h → 密切观察 4h，每 30min 一次： 　→ 血压、脉搏 　→ 阴道出血 　→ 子宫，确保子宫收缩良好 → 产妇休息和恢复后，首次下床活动要给予帮助 → 如果不能就地观察，**转入上级医院** B17
■ 将产妇下身擦洗干净，臀下铺卫生垫或干净的布收集阴道出血，穿柔软干净的衣物，观察出血量，必要时帮她换衣服	
■ 胎盘娩出后，母婴在产房至少观察 1h	
■ 妥善、安全、按照习俗处理胎盘	■ 处理胎盘 → 处理胎盘时要戴手套 → 将胎盘放在袋子里，放入防漏的容器内 → 拿胎盘时，总是将胎盘放在防漏的容器里 → 胎盘埋入地下，要求至少远离水源 10m，深 2m 的地方

处理产程和分娩过程中的问题

问诊、检查记录	视、听、触诊	症状	分类	治疗和建议
如果胎儿心率<120 次/min 或>160 次/min				
	■ 让孕妇左侧卧位 ■ 如果胎膜已破,阴道检查是否有脐带脱垂 ■ 羊水是否胎粪污染 ■ 15min 后复查胎心率	■ 外阴看到脐带	**脐带脱垂**	■ 紧急情况按 D15 处理
		■ 观察 30min ■ 胎心率持续<120 次/min 或>160 次/min	**胎儿窘迫**	■ 如果发生在产程早期 → **急诊入院治疗** B17 → 保持左侧卧位 ■ 如果发生在产程晚期 → 请求援助 → 监测每次宫缩,如果在 15min 内胎心率不能恢复正常,向孕妇交代病情,胎儿宫内窘迫 D15 → 准备新生儿复苏 K11
		■ 胎心率恢复正常	**胎儿正常**	■ 监测胎儿心率,每 15min 一次

▼ **下一节:**如果脐带脱垂

脐带脱垂

脐带可以在阴道外看到，或在阴道胎儿先露部以下可以触摸到。

问诊、检查记录	视、听、触诊
	■ 观察和触诊脐带搏动 ■ 检查胎心率 ■ 检查胎产式，是否是横产式 ■ 阴道检查确定分娩情况

症状	分类	治疗
■ 横产式	**梗阻性难产**	■ **紧急转入医院B17**
■ 脐带搏动	**胎儿存活**	**如果在产程初期：** ■ 产妇头低臀高位，用手将胎头或胎儿先露部推出骨盆，并用手按住腹部保持先露在盆腔上直到完成剖宫产手术 ■ 指导助手帮助孕妇将臀部抬高至高于肩部 ■ **紧急转入医院B17** ■ 如果来不及入院，继续分娩 **发生在产程晚期：** ■ 如果可能，请求必要的援助 ■ 准备新生儿复苏K11 ■ 尽快分娩，如果不成功紧急送医院
脐带未搏动	**胎儿可能死亡**	■ 向产妇和家属交代胎儿情况不好

▼ **下一节：**如果是臀位

如果是臀位

视、听、触诊	症状	治疗
■ 腹部触诊感觉胎头在子宫底部 ■ 阴道检查可探及胎儿柔软的腿或臀部 ■ 胎儿腿或臀部位于会阴部	■ 如果在产程早期	■ **紧急转入医院**B17
	■ 如果在产程晚期	■ 请求援助 ■ 阴道检查确保宫口已开全D3 ■ 确保排空膀胱，如果不能排空膀胱见B12 ■ 准备新生儿复苏K11 ■ 娩出胎儿： → 帮助孕妇保存适当的体位，以利于胎儿下降，例如，在床边支撑产妇臀部，或双手抱膝外展位 → **不要**做常规侧切 → 宫缩时，胎臀、躯干和肩部自然娩出 → 胎肩娩出后胎儿肢体下垂，下次宫缩娩出
	■ 如果几次宫缩后胎头不能娩出	■ 将胎体骑跨在术者左前臂 ■ 术者左手中指或示指放入胎儿口中并扶于两侧上骸骨，加压向下牵拉，协助胎头俯曲 ■ 术者右手中指和示指放在胎儿肩膀上方，中指下压胎头，使其俯曲直到胎毛可见 ■ 见到胎儿毛发，向上向前举起胎儿，直到胎儿鼻子、口唇娩出，助手在分娩过程中予以协助
	■ 如果胎儿前臂或肩膀嵌顿	■ 用手触诊胎儿胸部，如果不能： ■ 沿骶骨轻柔抓住胎儿大腿或脚趾 ■ 牵拉胎儿下降，旋转胎儿，使胎背向下，手臂放松 ■ 转胎背，使胎背向上，娩出另一手臂 ■ 按上述操作步骤娩出胎头
	■ 如果胎头嵌顿（并且胎儿死亡）	■ 按照上述操作步骤娩出胎头 ■ **不许**在宫口未开全前牵拉臀部 ■ **不许**在宫口未开全前用力，用力过快可引起胎头嵌顿

▼ **下一节：**肩难产

肩难产

症状	治疗
■ 胎头娩出，但胎肩被卡住，不能娩出	■ 寻求援助 ■ 准备新生儿复苏 K11 ■ 向孕妇和陪护交代病情 ■ 指导孕妇卧位，双腿屈曲贴近胸部，双膝分开，让陪护或其他助手帮助其保持此体位 ■ **不要**做常规侧切术 ■ 助手的手掌直接放在骨盆上方的腹部，在腹部适当加压，向下牵拉胎头
■ 如果胎肩不能娩出，而且不能得到援助	■ 保持镇定，向孕妇交代分娩需要她的配合，转换其他体位 ■ 产妇呈膝胸卧位，让助手帮助保持该体位，这种简单的体位转换有时是很有效的，可以松动嵌顿的胎肩，成功分娩 ■ 接产者右手沿骶骨进入阴道 ■ 尝试后胎肩或手臂分娩，用右手手指勾住胎儿后肩向下向前转动，阴道娩出 ■ 按常规完成其他分娩过程 ■ 如果不成功，**马上转入医院** B17 **不要**过度牵拉胎头。

▼ **下一节：**多胎妊娠

多胎妊娠

症状	治疗
■ 准备分娩	■ 准备生两个或两个以上婴儿的分娩室和设施 → 多件保暖的衣服 → 两套脐带结扎用品和刀具 → 两套复苏设备 ■ 安排助手协助分娩和护理新生儿
■ 第二产程	■ 按照常规操作程序娩出第一个胎儿,必要时进行心肺复苏,并做标记为双胎的老大 ■ 请助手照看大婴儿 ■ 立即触诊确定第二个胎儿的胎位,如果是横位或斜位,进行腹部外倒转,胎位转为头位或臀位 ■ 阴道检查胎产式,听胎心 ■ 等待较强的宫缩,自然破膜,通常发生在第一胎儿娩出后 1h 内,但也可能时间长些 ■ 密切观察产程,监测胎心和产程进展 ■ 撤掉臀下的湿衣物,如果感觉冷,盖上被子 ■ 破膜时做阴道检查 D3,排除脐带脱垂,如果有脱垂,参考 D15 ■ 宫缩恢复后,指导用力 ■ 娩出第二个胎儿,必要时进行心肺复苏,并标记为双胎老二 ■ 剪断脐带,请助手帮忙照顾孩子 ■ 子宫触诊查第三个胎儿,如果胎位正,按上述操作娩出胎儿 ■ 所有胎儿未娩出前**不要**试图取胎盘 ■ 所有胎儿未娩出前产妇**禁用**催产素
■ 第三产程	■ 确定所有胎儿都娩出后给产妇肌肉注射催产素 10IU ■ 子宫收缩良好,牵拉脐带娩出胎盘和胎膜,注意一起牵拉所有脐带 D12-D23 ■ 胎盘胎膜娩出前后密切观察阴道出血情况,因为该产妇具有产后出血高风险 ■ 如果胎盘不全,操作按 B11 处理 ■ 检查胎盘胎膜是否完整,可能是附着 2 条脐带的大胎盘,或者每个婴儿有一个单独的胎盘和一条脐带
产后护理	■ 密切观察出血情况(出血风险大) ■ 立即进行产后护理 D19-D20 ■ 另外注意: → 产妇留观至少 24h → 必要时产后测血红蛋白 → 给予支持护理和新生儿喂养见 J11 和 K4

▼ **下一节:**胎盘娩出后 1h 内对母亲和新生儿的护理

胎盘娩出后 1h 内对母亲和新生儿的护理

此表用于监测胎盘娩出后 1h 内母亲和新生儿情况。

监测母亲每 15min 1 次	监测新生儿每 15min 1 次
■ 对于紧急情况，快速评估 B3-B7 ■ 触诊子宫是否圆而硬	■ 呼吸：听呼吸音，看胸部是否平稳或呼吸加快 J2 ■ 保暖：检查触摸新生儿脚丫是否冷的 J2 ■ 查颜色，脐带是否渗血，吸吮/喂养情况
■ 记录产程进展，治疗和操作，画产程图 N4-N6 ■ 母婴在分娩室-**不能将其分开** ■ **不能让母亲和婴儿独处一室**	

母亲和新生儿护理	必要时，做如下处置
产妇 ■ 估算阴道出血量 ■ 鼓励产妇进食和饮水 ■ 让陪护人员陪伴 ■ 鼓励产妇排尿	■ 如果铺的垫子在 5min 内浸透，或大出血，按 D22 处理 ■ 如果子宫收缩不好，按 B10 处理 ■ 如产道裂伤出血，必要时修补 B12，**或急诊转入医院** B17
新生儿 ■ 擦拭新生儿眼睛 ■ 根据指南，用抗生素眼膏或药水（如四环素软膏）给新生儿点双眼 ■ 不要洗掉眼膏 ■ 如果有血或羊水，用湿毛巾擦干 ■ 请不要擦拭胎儿皮肤表面的皮脂或洗澡 ■ 继续新生儿保暖或母婴皮肤接触 ■ 当新生儿有吃奶的需求时，鼓励产妇给新生儿喂奶，并提供帮助 ■ 不要给新生儿用母乳替代品：不喂水、糖水及其他饮品	■ 如果呼吸困难-有喘息音、胸部不平或呼吸加速，按 J2-J8 处理 ■ 如果新生儿脚是凉的或母婴分离 ■ 确保室温，给母婴加盖被子 → 1h 后重新评估，如果仍是凉的，测体温，如果<36. 5℃，按 K9 处理 ■ 如果不能给新生儿母乳喂养，母亲有并发症： → 改变喂养方式 K5-K6 → 如果母亲 HIV 感染，评估新生儿感染的可能性，新生儿预防性治疗，（单药奈伟拉平或双药奈伟拉平+齐多夫定）详见 G9 → 支持母亲给婴儿选择的喂养方式 G8 ■ 如果死产或死胎，给产妇及其家属做好安抚工作 D24
■ 胎盘娩出 1 小时，检查母亲和新生儿情况 ■ 检查母亲参见 D21，查新生儿见 J2-J8	■ 如果在监测或分娩过程中产妇有严重并发症（产程晚期）**转入上级医院处置**

分娩 1h 后产妇护理

此表用于产妇自产后到出院期间的护理，新生儿护理见 J10。

产后 2h、3h 和 4h 各检查一次，然后每 4h 检查一次：

- 出现的紧急情况，快速评估（RAM）B4-B7
- 触诊子宫是否硬而圆

- 在分娩记录和产程图 N4-N6 中做好观察、治疗以及操作记录
- 母婴同室
- **不要让母婴独处一室**
- 分娩后 24h 内**不能**出院

产妇护理	必要的干预措施
■ 将产后的产妇和新生儿护送到病房 ■ 参考产后护理和保健 D26 ■ 鼓励产妇用消毒餐巾或干净布料收集估算阴道出血量 ■ 鼓励产妇进食、饮水、休息 ■ 保持室温在 25℃	■ 确保有人陪同产妇，并了解何时请求援助 ■ 如果 HIV 阳性，给予相应的治疗 G6，G9
■ 告诉陪护注意观察产妇情况，如果出血或腹痛增加，头晕或发热，躁动不安或腹部不适，请求援助	■ 如果阴道大量出血，按摩子宫 → 如果子宫收缩不好，按摩子宫底部，使之收缩，排出血块 B6 → 如果在 5min 出血浸湿床上铺的垫子，按 B5 进行处理 → 如果是裂伤部位出血，缝合或转到医院治疗 B17
■ 鼓励产妇排尿，确保产妇已排尿	■ 如果产妇不能排尿，膀胱是充盈的（下腹肿胀），有不适感，帮她用流动水刺激会阴导尿 ■ 除非有指征，否则**不要**插尿管
■ 检查记录，给予治疗和预防措施 ■ 给母亲产后护理和营养的咨询 D26 ■ 护理咨询见 D28 ■ 咨询生育间隔时间和计划生育 D27 ■ 出院前再次对产妇进行体检，产后母亲评估用 D21，婴儿评估见 J2-J8	■ 如果想放宫内节育器或做输卵管结扎，出院前做好计划

评估分娩后的母亲

在健康机构进行自然分娩后，健康的母亲和新生儿应在该机构接受至少 24 小时的护理。
此表用于检查产后母亲（产后 1h 或更长时间），也用于产妇出院时体检。
用表 J2-J8 检查新生儿。

问诊、检查记录	视、听、触诊
■ 检查记录： → 出血大于 250ml → 胎盘胎膜是否完整 → 是否有分娩或产后并发症 → 是否需要特殊治疗 → 是否需要放 IUD 或做输卵管结扎？ ■ 感觉如何？ ■ 有疼痛不适吗？ ■ 你有什么顾虑吗？ ■ 宝宝好吗？ ■ 如何喂养新生儿？	■ 测体温 ■ 测量血压和脉搏 ■ 子宫触诊，是硬而圆的吗？ ■ 看阴道出血情况 ■ 查会阴： → 有裂伤或伤口吗？ → 有红、肿或流脓吗？ ■ 查看结膜是否苍白 ■ 查看手掌是否苍白

症状	分类	治疗和建议
■ 子宫硬 ■ 少量出血 ■ 会阴没有问题 ■ 无苍白 ■ 不发烧 ■ 血压正常 ■ 脉搏正常	**产妇健康**	■ 在分娩机构产后观察 24h 出院 ■ 保证有预防措施 D25 ■ 产后卫生保健建议 D26 ■ 营养咨询 D26 ■ 咨询生育间隔和计划生育 D27 ■ 下次常规检查随访建议 D28 ■ 出院前再评估 ■ 继续先前的治疗 ■ 如果做输卵管结扎，建议产后 7d 内到医院，如放置 IUD，宜在产后 48h 内进行

▼ **下一节：**积极应对产后出现的问题，
如果没问题，见 D25

应对分娩过程中和分娩后即刻出现的问题(1)

问诊、检查记录	视、听、触诊	症状	分类	治疗
如果阴道出血				
	■ 铺的垫子在5min内湿透	■ 一块以上的垫子在5min内浸透 ■ 子宫不硬也不圆	**大出血**	■ 治疗见B5 ■ **紧急住院治疗**B17
如果发热(体温>38℃)				
■ 破膜时间 ■ 腹痛 ■ 寒战	■ 2h后复测体温 ■ 如果T>38℃ →查阴道分泌物 →听胎心 →查宫缩强度	■ 体温仍高于38℃并有下列之一: →寒战 →阴道分泌物有异味 →宫缩弱 →观察30min胎心率仍>160次/min →胎膜早破>18h	**宫内感染和胎儿感染**	■ 建立静脉通路迅速补液B6 ■ 肌注或静滴抗生素B15 ■ 如果胎儿胎盘娩出: →给催产素10IU肌注B10 ■ **紧急转入医院**B17 ■ 评估新生儿J2-J8,如果有感染症状,进行治疗
		■ 体温仍然>38℃	**宫腔或胎儿感染的危险**	■ 鼓励产妇进足够流食 ■ 测体温,每4h一次 ■ 如果体温升高持续大于12h或快速升高,给抗生素,**转入医院**B15
如果会阴裂伤或侧切				
	■ 裂伤或侧切口出血 ■ 裂伤延伸到肛门或直肠	■ 裂伤延伸到肛门或直肠	**三度裂伤**	■ **紧急转入医院**B15
		■ 会阴裂伤 ■ 侧切术	**会阴轻度裂伤**	■ 如果出血持续存在,修补裂伤或侧切术刀口B12

▼ **下一节:**如果舒张压升高

如果舒张压升高

问诊、检查记录	视、听、触诊	症状	分类	治疗
	■ 如果舒张压≥90mmHg，休息1h后复测 ■ 如果舒张压仍≥90mmHg，问诊是否： → 剧烈头痛 → 视物模糊 → 上腹痛 → 查蛋白尿	■ 舒张压≥110mmHg，或 ■ 舒张压≥90mmHg，和蛋白尿2+及下列情况中的一种： → 剧烈头痛 → 视物模糊 → 上腹痛	**重度产前子痫**	■ 给硫酸镁 B13 ■ 如果在产程早期或产后，**紧急转入医院** B17 ■ **如果分娩晚期：** → 持续硫酸镁治疗 B13 → 每小时监测血压一次 → 产后**禁用**麦角 ■ **分娩后立即到医院** B17
		■ 两次测舒张压在90～110mmHg ■ 蛋白尿2+（入院时）	**产前子痫**	■ 如果处于产程早期，**立即转入医院** B17 ■ 如果产程晚期 → 每小时监测血压 B9 → 产后**禁用**麦角 ■ 如果产后血压仍升高，**转入医院** B17
		■ 两次测量舒张压≥90mmHg	**高血压**	■ 每小时监测血压 ■ 产后**禁用**麦角 ■ 如果产后血压仍升高，**将产妇转入医院** B17

▼ **下一节：**如果面色苍白，检查是否贫血

应对产后即刻出现的问题

问诊、检查记录	视、听、触诊	症状	分类	治疗
如果面色苍白，检查是否贫血				
■ 临产、分娩或产后出血	■ 如有可能测血红蛋白 ■ 检查结膜是否苍白 ■ 查看手掌是否苍白，如有： → 是否极度苍白？ → 有些苍白？ → 呼吸次数，数 1min	■ 血红蛋白<70g/L **和/或** ■ 手掌结膜极度苍白 ■ 苍白伴有呼吸>30 次/min	**重度贫血**	■ **如果是在产程早期或产后，紧急住院** B17 ■ **如果是产程末期：** → 监测宫缩强度 D9. → 减少出血 → **产后立即转入医院** B17
		■ 出血 ■ 血红蛋白 70~110g/L ■ 结膜或手掌苍白	**中度贫血**	■ 3d 后复查血 Hb ■ 双倍剂量铁剂治疗 3 个月 F3 ■ 4 周随访
		■ 血红蛋白>110g/L ■ 无苍白	**无贫血**	■ 服铁剂/叶酸 3 个月 F3
母亲病情危重或与婴儿分离				
				■ 指导妈妈每 3h 挤母乳一次 K5 ■ 如有必要，帮助她挤母乳，确保新生儿吃到母乳 K8 ■ 尽快帮助产妇建立或重建母乳喂养 K2-K3
死产或死胎				
				■ 给予支持： → 胎儿死亡后尽早通知其父母 → 将死婴给母亲看，符合宗教信仰，可将孩子交到妈妈手里 → 有必要可以让母亲及其家属多陪死婴一段时间 → 与家属讨论胎儿可能的死因 ■ 乳房护理建议（回奶） K8 ■ 咨询采取适宜避孕措施 D27 ■ 做好记录，需要时开死亡证明 N7

▼ 下一节：提供预防措施

提供预防措施

确保所有措施在出院前进行。

评估,检查记录	治疗和建议
■ 检查病历记录中 RPR 检测情况 ■ 如果此次妊娠期间没有查 RPR,做快速血清 RPR 试验 L5	■ 如果 RPR 阳性 → 苄星青霉素治疗妇女和配偶 F6 → 新生儿治疗 K12
■ 检查破伤风抗毒素的免疫情况 ■ 查最后一次驱虫药使用时间	■ 给破伤风抗毒素 F2 ■ 给驱虫药,6 个月 1 次 F3
■ 检查妇女服用铁剂/叶酸情况	■ 口服 3 个月铁剂,询问服用情况 F2 ■ 对产后妇女不推荐服维生素 A 来降低孕产妇和婴儿的患病率及死亡率
■ 问母亲和孩子是否睡在杀虫剂处理过的蚊帐里 ■ 对所有妇女提供保健措施	■ 鼓励睡在经杀虫剂处理的蚊帐里 F4 ■ 产后保健咨询 D26 ■ 营养咨询 D26 ■ 生育间隔和计划生育咨询 D27 ■ 母乳喂养咨询 K2 ■ 咨询安全的性生活,包括正确使用避孕套咨询 G2 ■ 产后随访和常规访视建议 D28 ■ 危险症状的指导 D28 ■ 讨论如何准备产后看急诊 D28 ■ 劝告戒烟,戒酒及滥用药物 D26
■ 所有治疗措施都要记录 N6 ■ 所有发现都记录在家庭记录里	
■ 检查 HIV 的记录情况	■ 如果 HIV 阳性: → 支持服用抗逆转录病毒药物治疗 G6 → 治疗新生儿 G9 ■ 如果未做 HIV 检查,或最近一次 HIV 检查结果不清楚,或者妊娠早期 HIV 阴性,提供一次快速 HIV 检测 C6 , E5 , L6

产后护理的建议

产后护理和卫生建议

- 对妇女进行解释和建议
- 产后 24h 内，要一直有人陪护，对于发生的情况随时做出处理
- 不要在阴道内放任何药品
- 有足够的休息和睡眠
- 清洗对预防妈妈和婴儿感染的重要性：
  → 护理婴儿前洗手
  → 每天清洗外阴，尤其是大便后要清洗外阴
  → 每 4～6h 换一次卫生护垫，若恶露多随时更换
  → 清洗用过的衬垫或安全处理脏卫生垫
  → 每天给婴儿洗澡
- 会阴伤口愈合后才可以有性生活
- 和婴儿一起睡在经杀虫剂处理过的蚊帐里

营养咨询

- 建议妇女吃更多不同种类的健康食品，例如肉、鱼、油、干果、果子、谷类、豆类和蔬菜、奶酪、牛奶，促进身体健康（各种类型食品举例说明，并给出每日量）
- 确保妇女能够吃到各种食品，母乳喂养对婴儿无害处
- 对于身体瘦弱的妇女或青春期女孩要多花时间进行营养咨询
- 确定有营养的健康食品是否有风俗禁忌，提议妇女放弃禁忌
- 和她的配偶或其他家庭成员如婆婆交谈，鼓励他们帮助妇女能吃到多种营养食品，避免重体力劳动

对毒品类的咨询

- 劝母亲继续禁烟
- 不要为了禁烟而服药
- 与家庭成员交流，比如配偶或婆婆，不要让产妇暴露于二手烟、饮用酒精和吸食毒品

计划生育咨询的重要性

- 在适宜条件下，可以让产妇及其家属共同参加咨询
- 讲解相关知识，产后如果不进行母乳喂养，性生活正常，产后4周可能再次怀孕，因此及早考虑避孕措施是非常重要的
  - → 询问是否有要生多个孩子的打算，如果想生多个孩子，建议两次妊娠至少间隔2~3年，有利于母婴健康
  - → 产后何时采取避孕措施，根据是否母乳喂养来确定
  - → 安排产妇及其配偶咨询计划生育专家或直接给产妇咨询（见计划生育避孕方法知情选择）
- 建议坚持正确使用避孕套，起到避孕和预防性传播疾病或HIV双重保护作用，尤其是有性传播疾病或HIV风险的高危人群G2
- 对于HIV阳性的妇女，计划生育要求或见G4
- 配偶有权决定何时做男性结扎

非母乳喂养妇女的避孕措施

产后立即使用	避孕套 服仅含孕激素的口服避孕药 皮下埋植 杀精剂 女性绝育术（产后7d内或延迟到产后6周） 胎盘娩出后或产后48h内放置IUD或LNG-ID
分娩3周后使用	复合口服避孕药 复合注射针 安全期避孕法

哺乳期闭经避孕法（LAM）

- 下列情况，母乳喂养的妇女可以避免妊娠
  - → 产后6个月内
  - → 母乳喂养充分（一天8次以上，包括晚上至少一次，白天母乳喂养间隔时间不超过4h，晚上不超过6h，不加辅食或流食）
  - → 月经未复潮
- 母乳喂养的妇女可以采取下列措施，单独采取哺乳闭经避孕法或联合使用其他避孕措施

母乳喂养妇女的避孕措施

产后立即使用	哺乳闭经避孕法 避孕套 杀精剂 女性绝育术（产后7d内或延迟到产后6周） 在48h内或延迟到产后4周，放置IUD或曼月乐
产后6周开始使用	服仅含孕激素的口服避孕药 左炔诺孕酮和依托孕烯皮下埋植，不能用只含孕激素的针剂
产后6周至6个月	服仅含孕激素的口服避孕药 仅含孕激素的注射针 左炔诺孕酮和依托孕烯皮下埋植
产后6个月开始使用	服仅含孕激素的口服避孕药 仅含孕激素的注射针 左炔诺孕酮和依托孕烯皮下埋植

复查建议

此表用于产妇产后复查D21或E2,新生儿复查用表K14。
鼓励产后的妇女带配偶或其家庭成员至少复查一次。

常规产后访视

第一次访视	出生后 24h 内
第二次访视	出生后第 3d(4~72h)
第三次访视	出生后 7d 到 14d
最后一次访视(医院复查)	出生后 6 周

出现问题及时随诊

出现问题	**复诊时间**
发热	2d
下尿路感染	2d
生殖道感染或疼痛	2d
高血压	1 周
尿失禁	1 周
重度贫血	2 周
产后抑郁	2 周
HIV 阳性	2 周
中度贫血	4 周
有并发症到医院治疗	遵医嘱或按照国家指南随访,但最长不超过 2 周

出现危险症状时的建议

如果有下列症状建议立即到医院或保健院,不管白天还是晚上,不能等:

- 阴道出血:
  - → 产后 20~30min 内湿透 2 到 3 个垫子
  - → 产后出血增加
- 抽搐
- 头疼,视物不清
- 呼吸快或呼吸困难
- 发热,或身体虚弱不能下床
- 腹部剧痛
- 小腿痛,红肿、呼吸短促、胸疼

如果有下列情况,**速到**保健院:

- 发热
- 腹痛
- 感觉不舒服
- 乳房红、肿,乳头疼
- 尿频、尿痛和漏尿
- 会阴疼痛或流脓
- 恶露异味
- 严重抑郁或有自杀企图

探讨如何准备产后急诊

- 建议产后 24h 陪护,有情况随时请求援助
- 告诉产妇及配偶和家庭成员留意下列情况:
  - → 如果出现危险情况到哪里就诊?
  - → 如何到医院
  - → 费用
  - → 家庭和社区支持
- 讨论产后访视:除了常规检查,如果产妇和新生儿出现紧急情况,可以让社区保健工作者入户访视或是到门诊检查
- 如有必要,请求社区帮助I1-I3
- 患者到保健院就医,包括看急诊时,都建议携带孕期产检的病历

熟练接生员参与的家庭分娩

如果由接生员参与的家庭分娩进行如下操作。

准备家庭分娩

- 检查急诊情况
- 急诊转运
- 携带必要的药物 B17、记录和待产包
- 确保家庭准备就绪 C18

分娩照护

- 按照产程和分娩程序 D2-D28，K11
- 观察一般预防措施 A4
- 护理与支持，让陪伴者参与照护 D6-D7
- 产程图和病程记录存档 N4-N6
- 提供新生儿护理 J2-J8
- 新生儿出生第一周，每天用 0.1 氯己定溶液或凝胶消毒脐带断端，降低新生儿发病率
- **如果产妇或新生儿出现不正常情况尽快到医疗机构 B17，K14**

对母亲产后的即刻保健

- 胎盘娩出 2h 密切观察产妇情况 D13
- 离开产妇前做身体状况检查 D21
- 对产后保健、营养和计划生育进行指导 D26-D27
- 在产后 24h 内确保有人陪护

新生儿护理

- 陪护新生儿进行第一次母乳喂养，帮助母亲采取舒适的体位和姿势喂奶 K3
- 建议母乳喂养和乳房护理 K2-K4
- 离开前给新生儿体检 J2-J8
- 如有条件，给新生儿打预防针 K13
- 新生儿护理建议 K9-K10，M6-M7
- 告诉家人出现情况如何获得保健 K14
- 如果条件允许，产后 1 天内给母婴查体
- 建议产后 1d 内首次随访产妇和新生儿 K14

产妇和新生儿

- 产后 24h 以及产后 3d 复查
- 完成家庭保健记录

产后保健

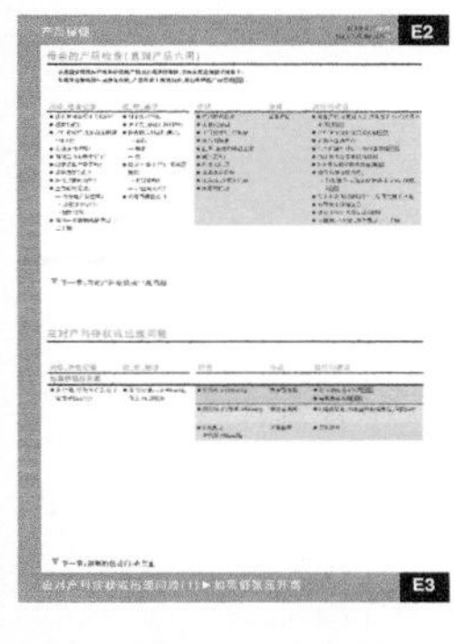

E2 产妇体检（产后6周）

E3 处理产科症状或出现问题（1）

如果舒张压升高

E4 处理产科症状或出现问题（2）

如果面色苍白，查是否贫血

E5 处理产科症状或出现问题（3）

查 HIV 携带情况

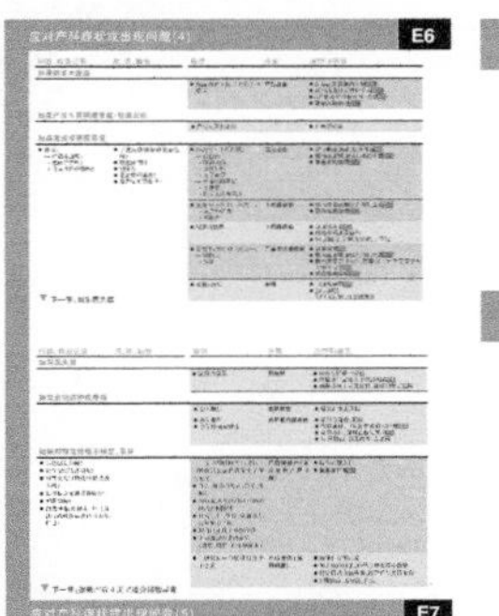

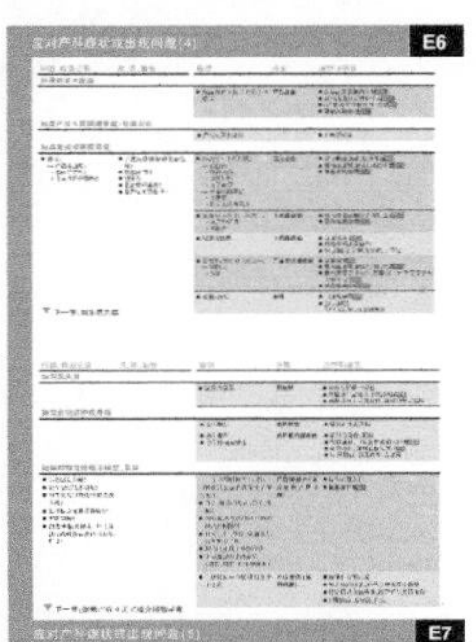

E6 处理产科症状或出现问题（4）

阴道大出血

发热或恶露异味

E7 处理产科症状或出现问题（5）

尿失禁或漏尿

会阴肿胀或疼痛

抑郁或易哭

E8 处理产科症状或出现问题（6）

产后4周恶露不净

乳房出问题 J9

E9 处理产科症状或出现问题（7）

咳嗽或呼吸困难

服抗结核药物

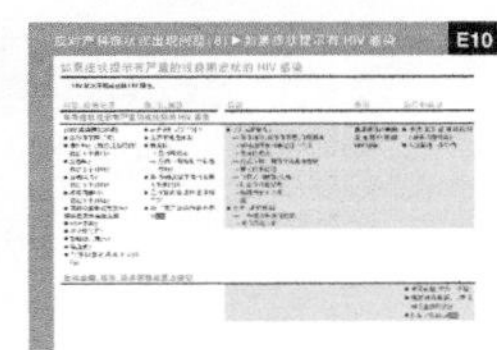

E10 处理产科症状或出现问题（8）

症状提示有 HIV 严重感染或前期症状

- 总是以“快速评估和处理”开始 B2-B7
- 用 E2 给产妇进行体检
- 如果出现异常情况（主诉或观察到的），用此表解决产科出现的问题 E3-E10
- 记录治疗方案，阳性检查发现，下次复查的时间和病历资料
- 产后一周内进行第一次或第二次随访，用产后体检表 D21，对产妇的咨询和建议用表 D26
- 如果 HIV 阳性，青春期或特殊需求，见 G1-G11，H1-H4

检查新生儿 J2-J8
如果有乳腺的问题见 J9

母亲的产后检查(直到产后六周)

在家庭分娩或医疗机构分娩的产妇用此表进行体检,记录在家庭保健记录本上。
如果没有熟练接生员参与分娩,产后不足 1 周的妇女,用此表评估产妇情况D21。

问诊、检查记录	视、听、触诊
■ 什么时间在哪里分娩的? ■ 感觉如何? ■ 产后有疼痛或发烧或阴道出血吗? ■ 有排尿困难吗? ■ 询问是否有性生活了? ■ 决定采取避孕了吗? ■ 乳房感觉如何? ■ 还有其他问题吗? ■ 查看病历记录: → 有分娩并发症吗? → 接受过治疗吗? → HIV 状况 ■ 询问是否抽烟或是暴露于二手烟	■ 测血压和体温 ■ 查子宫,是硬而圆的吗? ■ 检查阴道和会阴情况: → 裂伤 → 肿胀 → 脓 ■ 检查护垫上出血和恶露情况 → 有异味吗? → 出血量大吗? ■ 查是否面色苍白

症状	分类	治疗和建议
■ 产妇感觉良好 ■ 出血>250ml ■ 子宫收缩好,质地硬 ■ 无会阴肿胀 ■ 血压、脉搏和体温正常 ■ 面色无苍白 ■ 乳房无问题 ■ 母乳喂养良好 ■ 无发热、疼痛和焦虑 ■ 无排尿问题	**正常产后**	■ 确保产妇及其家人知道观察什么和到哪寻求帮助D28 ■ 产后卫生保健及营养咨询D26 ■ 强调性生活咨询 ■ 生育间隔和计划生育的重要性D27 ■ 到计划生育专业机构咨询 ■ 3 个月铁剂和依从性咨询F3 ■ 治疗和预防性治疗: → 如果破伤风免疫疗程尚未完成,继续用药F2 ■ 母亲和婴儿睡在蚊帐中,房间使用杀虫剂 ■ 填写家庭保健记录 ■ 建议下次到医院复诊的时间 ■ 不抽烟,不喝酒,避免暴露于二手烟

▼ **下一节:**应对产科症状或出现问题

问诊、检查记录	视、听、触诊	症状	分类	治疗和建议
如果舒张压升高				
■ 在孕期、分娩和产后有子痫或子痫病史?	■ 如果舒张压≥90mmHg，休息1h后复查	■ 舒张压≥110mmHg	**重度高血压**	■ 适宜的抗高血压药 B14 ■ **建议急诊入院** B17
		■ 两次测量舒张压≥90mmHg	**中度高血压**	■ 1周后复查，如果血压持续升高，住院治疗
		■ 2次测量舒张压<90mmHg	**正常血压**	■ 无须治疗

▼ **下一节**：如果面色苍白-查贫血

如果面色苍白-查贫血

问诊、检查记录	视、听、触诊
■ 查孕期、分娩及产后出血记录 ■ 产后有大出血吗? ■ 容易疲劳吗? ■ 做家务时呼吸困难(气短)吗?	■ 如果有出血史,测血红蛋白 ■ 查结膜是否苍白 ■ 手掌是否苍白 ■ 如有 → 是否极度苍白 → 有些苍白? ■ 数 1min 呼吸频率

症状	分类	治疗和建议
■ 血红蛋白<70g/L **和/或** ■ 手掌或结膜极度苍白或 ■ 苍白或以下情况之一 ■ 呼吸频率>30 次/min ■ 容易疲劳 ■ 休息时呼吸困难	**重度贫血**	■ 双倍铁剂(60mg,一日二次口服,共 3 个月) F3 ■ **急诊住院治疗** B17 ■ 2 周复查,检查治疗效果
■ 血红蛋白在 70~110g/L **或** ■ 手掌或结膜苍白	**中度贫血**	■ 双倍量铁剂口服 3 个月 F3 ■ 产后 4 周复查,如果贫血持续,转院治疗
■ 血红蛋白>110g/L ■ 无苍白	**无贫血**	■ 铁剂治疗 3 个月 F3

▼ **下一节:**查 HIV 情况

查 HIV 情况

如果妇女以前没有检查过 HIV,不清楚 HIV 携带状态,或是孕早期检查 HIV 阴性,产后随访时应用此表用于 HIV 检测和咨询。

如果产妇孕期和分娩过程中服用 ARV,建议母婴到专业机构做进一步评估。

问诊、检查记录	视、听、触诊
提供 HIV 的关键信息 G2 ■ HIV 是什么?如何传染的 G2 ? ■ 知道 HIV 携带状态的好处有哪些 G2 ■ 解释 HIV 检测和咨询以及结果的私密性 G3 ■ 告知产妇 HIV 应同其他血标本一样常规检测 **问妇女:** ■ 你查过 HIV 吗? → 如果没有,告诉她可以做 HIV 筛查,除非她拒绝检查 → 如果查过,查看结果 → 你是否进行 ARV 治疗? → 查看治疗计划 ■ 她的性伴侣检查过吗?	■ 如果此次妊娠期间没有查过 HIV,做快速 HIV 检测 L6

症状	分类	治疗和建议
■ HIV 试验-阳性	**HIV 感染**	■ 咨询阳性结果的含义 G3 ■ 将妇女转到 HIV 诊治专业机构进行评估和治疗 → 咨询婴儿喂养方式 G7 → 为 HIV 感染的妇女提供特殊照顾 G4 → 进行计划生育咨询 G4 → 安全性咨询,含使用避孕套 G2 → 咨询将结果告知性伴侣并让性伴侣进行检测的好处 G3 → 为感染 HIV 的妇女提供支持 G5 ■ 2 周复查
■ HIV 试验—阴性	**HIV 阴性**	■ 咨询阴性结果的含义 G3 ■ 咨询保持阴性结果的重要性,安全性生活咨询包括使用避孕套 G2 ■ 咨询配偶检测的好处 G3
■ 她拒绝检查或不愿意告诉以前的检查结果或者没有结果	**HIV 情况未知**	■ 咨询安全性生活,包括避孕套 G2 ■ 咨询性伴侣检测的益处 G3

▼ **下一节:**如果阴道大出血

问诊、检查记录	视、听、触诊	症状	分类	治疗和建议
如果阴道大出血				
		■ 5min 内有 1 块以上的护垫湿透	**产后出血**	■ 0.2mg 麦角肌肉注射 B10 ■ 静滴或肌注适宜抗生素 B15 ■ 按"快速评估和处理"操作 B5 ■ **紧急入院治疗** B17
如果产后 6 周阴道重度/轻度出血				
		■ 产后 6 周仍出血		■ 到医院就诊
如果发烧或恶露异常				
■ 你有： → 严重出血吗？ → 恶露异常吗？ → 排尿有灼烧感吗？	■ 下腹或侧腹触诊是否压痛？ ■ 看恶露情况 ■ 测体温 ■ 是否有颈强直？ ■ 是否嗜睡或昏睡？	■ T>38℃和下列症状： → 很虚弱 → 腹部压痛 → 恶露异味 → 大量恶露 → 子宫收缩不好 → 下腹痛 → 阴道大出血病史	**宫腔感染**	■ 建立静脉通路，快速补液 B9 ■ 肌肉注射或静脉点滴抗生素 B15 ■ **紧急住院治疗** B17
		■ 发烧 T>38℃和下列之一： → 尿道灼烧感 → 侧腹痛	**上尿路感染**	■ 肌肉注射或静脉点滴抗生素 B15 ■ **紧急住院治疗** B17
		■ 尿道灼烧感	**下尿路感染**	■ 口服抗生素 F5 ■ 鼓励多喝水及液体 ■ 2d 后随访，如果无好转，去医院
		■ 发烧 T>38℃和下列之一： → 颈强直 → 昏睡	**严重发热性疾病**	■ 静脉输液 B9 ■ 肌肉注射或静脉点滴抗生素 B15 ■ 静滴青蒿素甲醚和葡萄糖，（无青蒿素甲醚时用奎宁）B16 ■ **紧急住院治疗** B17
		■ 发热>38℃	**疟疾**	■ 口服抗疟药 F4 ■ 2d 后随访 如果无好转，到医院就诊

▼ **下一节：**如果尿失禁

问诊、检查记录	视、听、触诊	症状	分类	治疗和建议
如果尿失禁				
		■ 滴尿或漏尿	**尿失禁**	■ 检查会阴是否裂伤 ■ 口服抗生素治疗下尿路感染 F5 ■ 如果持续 1 周无好转，建议妇女去医院
如果会阴脓肿或疼痛				
		■ 会阴肿胀	**会阴裂伤**	■ 建议妇女去医院
		■ 会阴脓肿 ■ 会阴疼痛或肿胀	**会阴感染或疼痛**	■ 如果有缝合，拆线 ■ 伤口清理，卫生保健咨询和护理 D26 ■ 如果疼痛，服对乙酰氨基酚 F4 ■ 2d 后随访，如无改善，去医院
如果抑郁或情绪不稳定，易哭				
■ 最近感觉如何？ ■ 处在情绪低落期吗？ ■ 对喜欢的事物能够很快投入吗？ ■ 是否精力充沛或易疲劳？ ■ 睡眠如何？ ■ 能集中精力做事吗？（如读报或听你喜欢的收音机栏目）		在两周时间内出现以下两种或以上症状或发生了很大变化： ■ 自责、持续的悲哀、焦虑、易激惹 ■ 对以前感兴趣的事不感兴趣或兴趣降低 ■ 日常工作、学校、家庭和社交等能力下降 ■ 对自己和孩子消极冷漠 ■ 不明原因的多种症状（疼痛、痛苦、心悸和麻木）	**产后抑郁症（多发生在产后 2 周）**	■ 提供心理支持 ■ **紧急收住院** B7
		■ 上述任何一种情况持续少于 2 周	**产后忧伤（第一周明显）**	■ 确保妇女很正常 ■ 倾听她的诉说，给予心理支持和鼓励 ■ 给家属或配偶咨询，给产妇与支持配合 ■ 2 周随访，无好转，住院

▼ **下一节：**如果产后 4 周阴道分泌物异常

如果产后4周阴道分泌物异常

问诊、检查记录	视、听、触诊	症状	分类	治疗和建议
■ 你有外阴搔痒吗? ■ 你的性伴侣有泌尿系统方面的问题吗? 如果性伴侣在场,询问妇女是否介意问他以下问题。 ■ 如果不介意,询问他是否存在: ■ 尿道分泌物或脓液 ■ 排尿有灼烧感? 如果性伴侣不在场,向产妇解释性伴侣检查的重要性,可避免重复感染。	■ 分开小阴唇,查看异常分泌物 → 量 → 颜色 → 气味/异味 ■ 如果不能看到分泌物,检查所戴手套,看手套上的分泌物	■ 阴道异常分泌物,性伴侣有尿道分泌物异常,或排尿灼烧感	**可疑淋病或衣原体感染**	■ 给产妇口服适宜的抗生素 F5 ■ 性伴侣一起治疗,口服适宜的抗生素 F5 ■ 安全性行为咨询,包含使用避孕套 G2
		■ 渣样白带,或/和 ■ 阴道严重瘙痒	**可疑白色念珠菌感染**	■ 克霉唑治疗 F5 ■ 安全性行为咨询,包含使用避孕套 G2 ■ 症状无改善,到医院治疗
		■ 阴道异常分泌物	**可疑细菌或滴虫感染**	■ 给产妇甲硝唑治疗 F5 ■ 安全性行为咨询,包含使用避孕套 G2

如果有乳房问题

见 J9

▼ **下一节:** 如果气喘或呼吸困难

如果咳嗽或呼吸困难

问诊、检查记录	视、听、触诊	症状	分类	治疗和建议
■ 咳嗽有多长时间了? ■ 呼吸困难有多久了? ■ 有胸痛吗? ■ 痰中带血吗? ■ 你吸烟吗?	■ 查有无呼吸急促 ■ 听诊有无喘鸣音 ■ 测体温	■ 至少出现以下两种情况: ■ T>38℃ ■ 呼吸急促 ■ 胸部疼痛	**可疑肺炎**	■ 肌注或静脉首剂抗生素 B15 ■ **紧急入院** B17
		■ 至少出现下列症状之一: ■ 咳嗽或呼吸困难>3 周 ■ 痰中带血 ■ 喘鸣音	**可疑慢性肺炎**	■ 到医院检查 ■ 如果哮喘严重,急诊入院 ■ 如果抽烟,建议戒烟
		■ T<38℃ ■ 咳嗽<3 周	**上呼吸道感染**	■ 建议安全的舒缓疗法 ■ 如果吸烟,建议戒烟 ■ 避免暴露于二手烟

如果服抗结核药物

问诊、检查记录	视、听、触诊	症状	分类	治疗和建议
■ 你服抗结核药吗? 如果是,从什么时候开始的?		■ 服抗结核药	**结核病**	■ 保证抗结核药物对婴儿无害,且需要继续治疗 ■ 如产后 2 月内痰涂片结核菌阳性,新生儿预防性服用异烟肼 K13 ■ 提供 HIV 检测(如果以前没有查) G3 ■ 如吸烟,建议戒烟 ■ 避免暴露于二手烟 ■ 建议家庭成员及密切接触者进行结核病筛查

▼ **下一节:**如果症状提示 HIV 感染

如果症状提示有严重的或晚期症状的 HIV 感染

HIV 状况不明或已知 HIV 阳性。

问诊、检查记录	视、听、触诊	症状	分类	治疗和建议
如果症状提示有严重的或晚期的 HIV 感染				
(HIV 感染情况不明) ■ 你体重下降了吗? ■ 腹泻吗?(持续或断续的)超过 1 个月吗? ■ 发烧吗? 超过 1 个月吗? ■ 有咳嗽吗? 超过 1 个月吗? ■ 呼吸困难吗? 超过 1 个月吗? ■ 阴道分泌物有变化吗? **评估是否为高危人群** ■ 职业暴露? ■ 多个性伴侣? ■ 静脉使用毒品? ■ 输血史? ■ 性伴侣患有或死于艾滋病?	■ 是否有性强迫性史? ■ 是否消耗性体质 ■ 看皮肤: → 是否有皮疹 → 身体一侧沿肋骨有疱疹吗? ■ 头、颈部及腋下是否有肿大的淋巴结 ■ 是否有溃疡或口腔黏膜白斑 ■ 检查阴道分泌物是否异常 C9	■ 下列两种情况: → 体重减轻,或体重不增,明显消瘦 → 咳嗽或呼吸困难超过一个月 → 发痒的皮疹 → 沿着身体一侧肋骨出现的疱疹 → 肿大的淋巴结 → 口唇周围皲裂、溃疡 → 阴道分泌物异常 → 腹泻大于 1 个月 **或** ■ 上述一种症状和 → 一种或多种其他症状 → 来自高危人群	**高度疑似严重的或晚期症状的 HIV 感染**	■ 提供 HIV 咨询和检测(如果以前未查) ■ 入院做进一步评估
如果抽烟、喝酒、滥用药物或暴力侵犯				
				■ 建议戒烟,避免二手烟 ■ 酗酒和药物滥用,建议到专业机构治疗 ■ 性暴力咨询,见 H4

妇女预防保健措施及特殊治疗

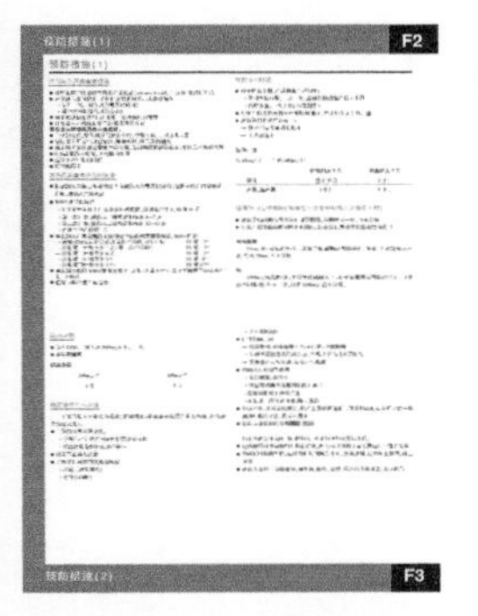

F2 预防措施(1)
注射破伤风类毒素
产后补充维生素 A
服阿司匹林和钙剂

F3 预防措施(2)
服铁剂和叶酸
提高铁剂治疗的依从性
驱肠虫药

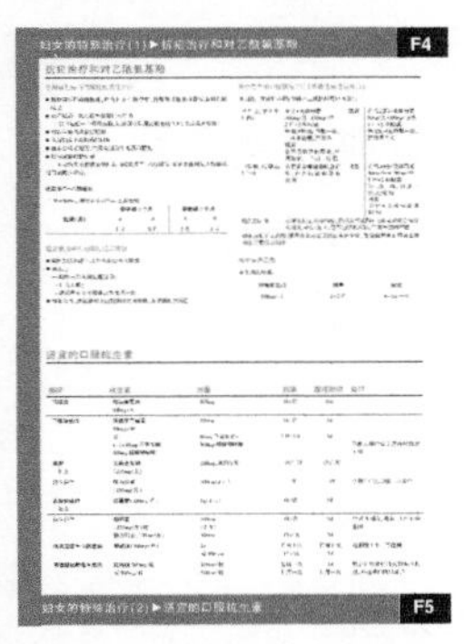

F4 特殊治疗(1)
恶性疟间歇性预防治疗
建议使用杀虫剂处理过的蚊帐
给扑热息痛治疗

F5 特殊治疗(2)
口服抗生素

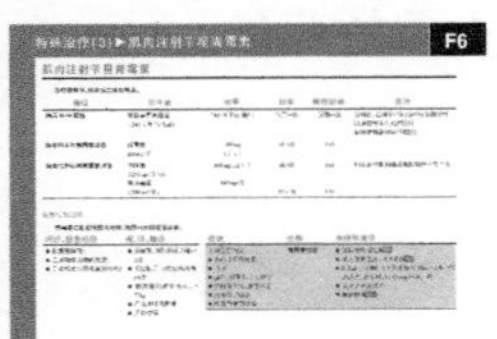

F6 特殊治疗(3)
苄星青霉素肌肉注射
观察过敏情况

- 这一部分详细阐述孕期和产后疾病预防保健措施和治疗
- 临床实践的基本原则见A2
- 妇女急诊治疗见B8-B17
- 新生儿治疗见K9-K13

预防措施(1)

注射破伤风类毒素疫苗

■ 对所有应当注射破伤风类毒素疫苗(tetanus toxoid,TT)的妇女进行免疫
■ 查接种卡或问病史,了解妇女破伤风类毒素免疫情况
→ 最后一次用破伤风类毒素的时间?
→ 哪种剂型的破伤风类毒素?
■ 如果免疫情况不明,注射第一次破伤风类毒素
■ 计划在4周内注射第二次破伤风类毒素

若应当注射破伤风类毒素疫苗:

■ 向孕妇交代,破伤风疫苗是安全的,孕期可以用,对胎儿无害
■ 注射部位可能出现轻微红、肿和疼痛,在几天内消失
■ 如果她听说注射疫苗有避孕作用,告诉她没有避孕效果,而只是不患破伤风
■ 0.5ml 破伤风疫苗,上臂肌肉注射
■ 建议下次注射的时间
■ 填写病历卡

破伤风类毒素注射时间表

■ 根据妇女以前是否接种过含有破伤风类毒素的疫苗,包括五价百白破疫苗,白喉、破伤风二联疫苗
■ WHO 推荐的标准
→ 3岁前每年打3针五价百白破疫苗,分别在出生6、10和14周
→ 第一次白喉、破伤风二联疫苗加强在4~7岁
→ 第二次白喉、破伤风二联疫苗加强在12~15岁
→ 首次怀孕产检打一针
■ 如果妇女在青春期前未接种过含破伤风类毒素疫苗,WHO 推荐
→ 育龄期妇女首次就诊或首次产检时,尽早注射　TT 第一针
→ 注射第一针后至少4周(第二次产检时)　TT 第二针
→ 注射第二针后至少6周　TT 第三针
→ 注射第三针后至少1年　TT 第四针
→ 注射第四针后至少1年　TT 第五针
■ 如果妇女按照 WHO 推荐完成 TT 注射(5或6针),整个育龄期不再需要注射 TT 疫苗
■ 但是需要常规产前检查

补充铁和叶酸

■ 对于所有孕期、产后和流产后妇女:
→ 孕期常规口服,一天一次,直到分娩或流产后3个月
→ 治疗贫血,一天2次(双倍剂量)
■ 每次产检要检查铁和叶酸服用情况,并开处方3个月用量
■ 建议孕妇将铁剂存放于:
→ 孩子不容易拿到的地方
→ 干燥的地方

铁和叶酸

铁 60mg/片　　叶酸 400μg/片

	所有妇女1片	贫血妇女2片
孕期	整个孕期	3个月
产后、流产后	3个月	3个月

服用阿司匹林和钙(如果位于饮食中钙摄入较低的区域)

■ 建议子痫前期高风险孕妇都要服用,孕期每天一次,直至分娩
■ 每次产检要检查阿司匹林和钙的服用情况,开出下次检查前的药量

阿司匹林

75mg/片(或最新剂量),具有子痫前期高风险孕妇,自孕12周起每天一次,每次75mg,直至分娩。

钙

1500mg 钙元素/片,生活在低钙摄入区,有子痫前期高风险的孕妇,自孕20周起服用,每天一次,每次1500mg,直至分娩。

驱肠虫药

- 所有妇女，口服 1 片 500mg，6 个月一次
- 孕早期禁用

驱肠虫药

500mg/片	100mg/片
1 片	5 片

提高治疗的依从性

了解当地对于补铁的观念（错误观念：补血会导致更严重的出血，补铁会导致巨大儿）。

- 向孕妇及其家属交代：
  - → 孕期和产后铁剂对她的健康是必要的
  - → 贫血的危险和补充的必要性
- 讨论不正确的观念
- 了解孕妇对应用铁剂的顾虑
  - → 以前用过铁剂吗？
  - → 有什么问题？
  - → 关心的问题？
- 指导如何用药
  - → 餐后服用，如果服用 1 次/d 的话，睡前服用
  - → 铁剂可缓解患者的疲劳感，出现以下情况不要停药
  - → 不要担心大便发黑，这是正常现象
- 如何应对药物副作用
  - → 如果便秘，多饮水
  - → 饭后服或睡觉前服用以防止恶心
  - →解释副作用不会很严重
  - →如果服用铁剂有问题，随时就诊
- 如有必要，组织家庭成员、助产士或社区健康工作者和其他妇女探讨使用铁剂和叶酸的方法，提高利用率
- 咨询富含铁剂的食物C16，D26

如果开处方补充阿司匹林和钙，也要和孕妇及家属交代：

- 这两种药对孕妇和胎儿都有好处，因为可以预防子痫前期这种严重并发症
- 如果同时补钙和铁，建议两种药间隔几小时，分别服用，比如早上补钙，晚上补铁
- 建议吃含钙丰富的食物，如牛奶、酸奶、奶酪、深颜色叶类蔬菜，大豆制品

抗疟治疗和对乙酰氨基酚

孕期恶性疟的间歇性预防性治疗

- 按照国际指南的标准,所有妇女在怀孕中、晚期的开始阶段都要服用乙胺嘧啶
- 查看最后一次乙胺嘧啶是何时给的
  → 如果最近一个月没有服药,诊所立即服乙胺嘧啶 3 片(直接观察疗效)
- 可以空腹或进食后服用
- 告诉妇女下次服药的时间
- 如果分娩前用药,注意监测新生儿黄疸情况
- 填写家庭保健记录

不要给艾滋病感染孕妇服用磺胺多辛+乙胺嘧啶,而是要使用复方新诺明进行预防性治疗。

磺胺多辛+乙胺嘧啶

1 片=500mg 磺胺多辛+25mg 乙胺嘧啶

	孕中期 3 个月		孕晚期 3 个月	
妊娠(月)	4	6	8	9
	3 片	3 片	3 片	3 片

建议使用杀虫剂处理过的蚊帐

- 询问妇女和新生儿是否在蚊帐内睡觉
- 如果是
  → 蚊帐用杀虫剂处理过吗?
  → 什么时候?
  → 建议每 6 个月用杀虫剂处理一次
- 如果没有,建议使用杀虫剂处理过的蚊帐,并提供相关信息

给予适当的口服抗疟治疗(单纯性恶性疟原虫)

孕期使用高效抗疟药(即使是二线抗疟药也可以):

早孕期(孕 3 个月内)	奎宁+克林霉素 300mg/片+150mg/粒 2 片+2 粒胶囊 每 8h+每 6h 口服一次,一杯水送服,连续 7d 或者 如果没有克林霉素,单用奎宁,一个月一疗程	或者	青蒿琥酯+克林霉素 50mg/片+150mg/胶囊 1 片+2 个胶囊 每 12h+6h 口服一次,连续用 7 天
中孕期、晚孕期 3 个月	青蒿素为基础的联合治疗,在乡村证实是有效的	或者	青蒿琥酯+克林霉素 50mg/片+150mg/粒 1 片+2 粒胶囊 每 12h+6h,口服一次,连服 7d 或者 奎宁+克林霉素连服 7d
哺乳期妇女	标准的抗疟药物治疗,包括青蒿琥酯+克林霉素联合治疗有效的国家/地区,但不包括氨苯砜、伯氨喹或四环素		
如果感染了艾滋病,服用齐多夫定或依法韦仑治疗,避免使用含有阿莫地喹的青蒿素综合治疗			

给对氨基乙酚

如果剧烈疼痛:

对氨基乙酚	剂量	频次
500mg/片	1~2 片	4~6h 一次

适宜的口服抗生素

指征	抗生素	剂量	频率	服药时间	备注
乳腺炎	**邻氯青霉素** 500mg/片	500mg	6h/次	10d	
下尿路感染	**羟氨苄青霉素** 500mg/片 或 1 片(80mg **甲氧苄啶**+ 400mg **磺胺甲噁唑**)	500mg 80mg 甲氧苄啶+ 400mg **磺胺甲噁唑**	8h/次 2 片/12h	3d 3d	孕晚期和产后 2 周内哺乳时不用
淋病 妇女	**头孢曲松钠** (250mg/支)	250mg,肌肉注射	一次注射	一次注射	
仅性伴侣	**环丙沙星** (250mg/片)	500mg(2 片)	一次	一次	孕期和哺乳期服用不安全
衣原体感染 妇女	**红霉素**(250mg/片)	1g(2 片)	6h/次	7d	
仅性伴侣	**四环素** (250mg/片)或 **强力霉素**(100mg/片)	500mg (2 片) 100mg	6h/次 12h/次	7d 7d	孕期和哺乳期服用是不安全的
滴虫或细菌性阴道病	**甲硝唑**(500mg/片)	2g 或 500 mg	只用 1 次 12h/次	只用 1 次 7d	妊娠前 3 个月不能用
阴道假丝酵母菌感染	**克霉唑** 200mg/枚 或 500mg/枚	200mg/枚 500mg/枚	每晚一次 只用一次	3d 只用一次	教会妇女如何将药物塞入阴道,并在操作前后洗手

肌肉注射苄星青霉素

治疗性伴侣,除外抗生素过敏史。

指征	抗生素	剂量	频率	服药时间	备注
梅毒 RPR 阳性	**苄星青霉素肌注** (240 万单位/5ml)	240 万单位 肌注	仅用一次	仅用一次	分两次,在两个不同的部位分别注射 计划给新生儿治疗 K12 坚持正确使用避孕套 G2
如果妇女对青霉素过敏	**红霉素** 250mg/片	500mg (2 片)	6h/次	15d	
如果性伴侣对青霉素过敏	**四环素** (250mg/片)或 **强力霉素** (100mg/片)	500mg,(2 片) 100mg/片	6h/次 12h/次	15d 15d	妇女在孕期和哺乳期服用是不安全的

观察过敏症状

青霉素注射后观察几分钟,观察妇女的过敏症状。

问诊,检查记录	视、听、触诊	症状	分类	治疗和建议
■ 你感觉如何? ■ 是否胸部或咽喉发紧? ■ 是否感觉头晕和意识模糊?	■ 看面部、颈部和舌头是否水肿 ■ 看皮肤是否有皮疹或荨麻疹 ■ 看注射部位是否红、肿不适 ■ 看是否呼吸困难 ■ 听诊哮喘	下列任何情况: ■ 胸部或咽喉发紧 ■ 目眩 ■ 面部、颈部和舌头肿胀 ■ 注射部位红、肿等不适 ■ 皮疹或荨麻疹 ■ 呼吸困难或哮喘	**青霉素过敏**	■ 保持呼吸道通畅 B9 ■ 建立静脉通路,快速补液 B9 ■ 0.5ml 1:1000 肾上腺素溶入 10ml 盐水中缓慢静点,必要时,5~15min 重复用药 ■ 不要让妇女独处 ■ **急诊转院** B17

关于 HIV 的告知和咨询

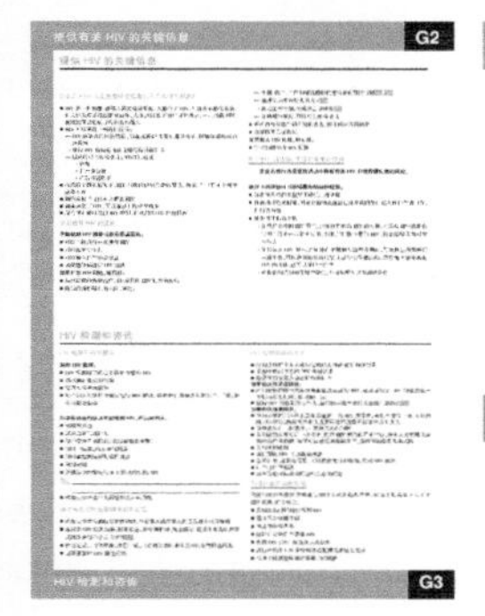

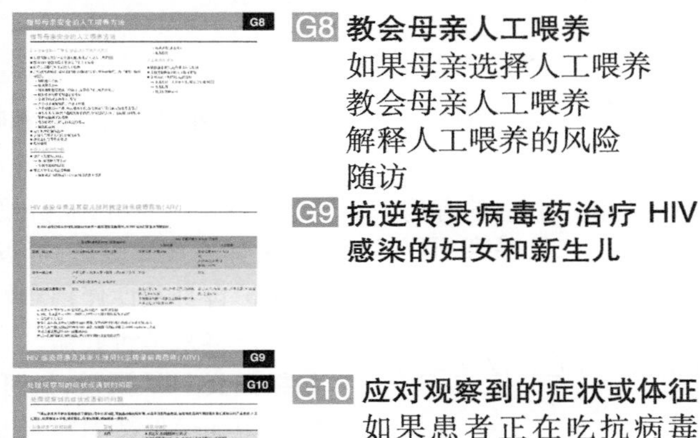

G2 提供 HIV 的关键信息

什么是 HIV（人类免疫缺陷病毒），它是如何传播的？

孕期了解 HIV 携带状态的好处

咨询使用避孕套等安全性生活

G3 HIV 检测和咨询

咨询和检测服务

讨论结果的私密性

实验结果的含义

配偶检测的好处

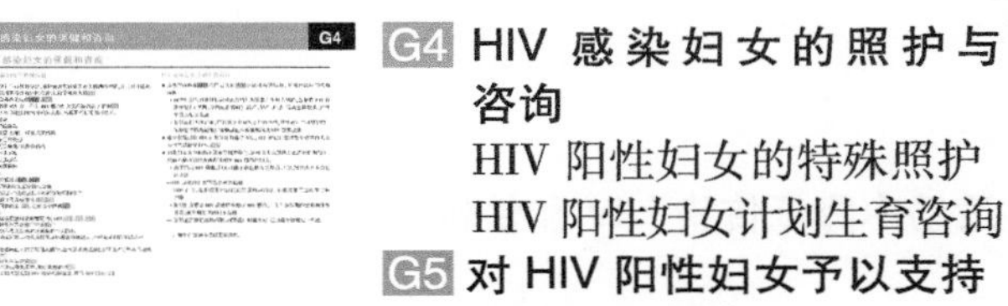

G4 HIV 感染妇女的照护与咨询

HIV 阳性妇女的特殊照护

HIV 阳性妇女计划生育咨询

G5 对 HIV 阳性妇女予以支持

提供心理支持

如何提供支持

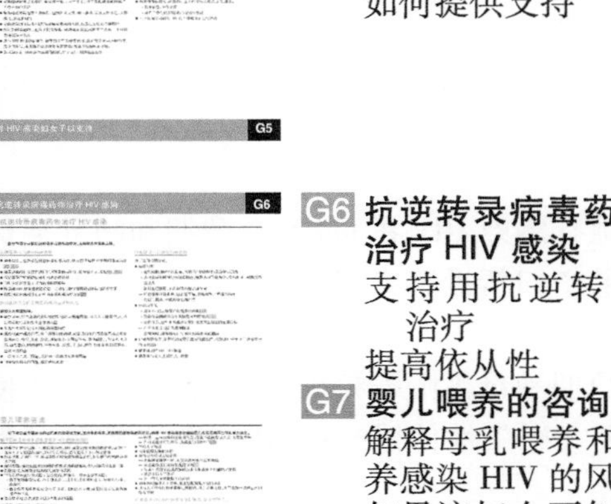

G6 抗逆转录病毒药物（ART）治疗 HIV 感染

支持用抗逆转录病毒药治疗

提高依从性

G7 婴儿喂养的咨询

解释母乳喂养和非母乳喂养感染 HIV 的风险

如果该妇女不知道自己是否感染 HIV

如果该妇女 HIV 阳性

G8 教会母亲人工喂养

如果母亲选择人工喂养

教会母亲人工喂养

解释人工喂养的风险

随访

G9 抗逆转录病毒药治疗 HIV 感染的妇女和新生儿

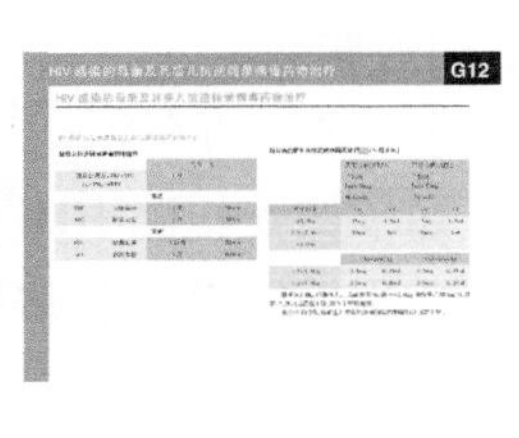

G10 应对观察到的症状或体征

如果患者正在吃抗病毒药，出现症状或体征，予以解决

G11 卫生保健机构的工作人员接触患者体液（发生职业暴露）后的预防感染

如果医务工作者发生刺伤或是接触患者体液飞溅，正确处置

G12 HIV 感染的妇女和新生儿服用抗逆转录病毒药物

HIV 感染的妇女和新生儿治疗方案

给予妇女抗逆转录病毒药治疗

给予 HIV 感染妇女的婴儿抗逆转录病毒药物治疗（出生后前 6 周）

- 当需要提供妇女及其家庭关于 HIV 的确切信息时，请使用此部分
- 向所有妇女提供有关 HIV 的关键信息，在第一次产前检查时要讲清楚 HIV 是如何传播的，以及了解孕期 HIV 携带状态的益处 G2
- 解释自愿咨询和检测，检测结果的影响和性伴侣检测的好处。探讨结果保密性 G3
- 如果妇女是 HIV 感染者：
- 提供孕期、分娩和产后的特殊治疗 G4
- 如果需要，向其提供特殊支持 G5
- 提供抗逆转录病毒药物治疗 G6，G9
- 对产妇提供有关婴儿喂养的咨询服务 G7
- 支持产妇做出的婴儿喂养方式的决定 G8
- 为妇女提供安全性生活咨询，包括孕期前后使用避孕套 G2
- 如果患者服用抗逆转录病毒药物治疗出现问题，协助解决 G10
- 如果医务人员发生 HIV 职业暴露，帮助采取适宜的保健措施 G11

提供 HIV 的关键信息

什么是 HIV(人类免疫缺陷病毒),它是如何传播的?

- HIV 是一种病毒,破坏人体的免疫系统,人感染了 HIV,开始并不感觉有病,但人体免疫系统逐渐被破坏,人体抵抗力下降后开始患病,一旦感染 HIV,他或她可以将病毒传染给其他人
- HIV 可以通过下列途径传播:
  - → HIV 感染者的体液交换,如在无保护性交时通过精液、阴道分泌物或血液传播
  - → 输被 HIV 感染的血液或用污染过的针头
  - → 感染的母亲传给婴儿(MTCT),通过
    - → 妊娠
    - → 临产和分娩
    - → 产后母乳喂养
- 在没有干预的情况下,HIV 阳性的妈妈分娩的婴儿,每 20 个中有 4 个可能感染 HIV
- 拥抱或蚊子叮咬不会感染 HIV
- 如果感染了 HIV,可以通过血液检查确诊
- 所有孕妇都可以做 HIV 检测,但她们也可以拒绝检查

孕期检测 HIV 的益处

孕期检测 HIV 携带状态是很重要的:

- 可以了解自身是否携带 HIV
- 可以保护新生儿
- 可以和性伴侣分享信息
- 鼓励性伴侣进行 HIV 检测

如果妇女 HIV 阳性,她可以:

- 得到适宜的药物治疗,和/或预防 HIV 相关的疾病
- 降低传播给婴儿的风险,通过:
  - → 孕期、临产、产后和哺乳期服抗逆转录病毒的药物 G6, G9
  - → 选择安全喂养婴儿的方式 G9
  - → 制定生育计划,分娩及急诊计划 G4
  - → 如果规律服药,可以母乳喂养婴儿
- 保护自身及性伴侣和她的婴儿,防止感染及再感染
- 决定将来是否妊娠

如果妇女 HIV 阴性,她可以:

- 学习如何保持 HIV 阴性

安全性生活咨询,包括避孕套的使用

安全的性行为是在性活动中降低传染 HIV 和性传播疾病的风险。

通过下列途径可以获得最好的保护措施:

- 每次性生活都要坚持正确使用避孕套
- 性活动时避免精液、阴道分泌物或血液通过开放的伤口进入性伴侣的口腔、肛门或阴道
- 减少性伴侣的个数
  - → 如果妇女检测 HIV 阴性,告知她有感染 HIV 的可能,在孕期和哺乳期保持阴性结果是非常重要的,如果产妇新近感染 HIV,传染给婴儿的可能性很大
  - → 如果妇女 HIV 阳性,告知她在孕期和母乳喂养期间,每次性生活都要使用避孕套,可以预防她及她的婴儿感染性传播疾病,或避免再感染其他 HIV 病毒株,还可以保护性伴侣
  - → 确保她知道如何使用避孕套,并且从哪可以得到避孕套

HIV 检测和咨询服务

解释 HIV 检测：

- HIV 检测用于确定个体是否感染 HIV
- 包括抽血化验和咨询
- 结果可在当天获得
- 每个妇女每次怀孕都要进行 HIV 检测，以保护自身和婴儿的安全，当然，她有权拒绝检查

如果你所在的诊所不能检测 HIV，应告知妇女：

- 到哪里检查
- 试验是如何进行的
- 保护受检者的隐私（见后面相关章节）
- 何时出结果，结果如何判读
- 何时拿检测结果到诊所就诊
- 检测费用
- 提供最近的能进行 HIV 检测的机构地址

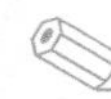

- 解答受检者提出的问题和关心的问题

探讨有关 HIV 感染结果的私密性

- 确保受检者检测结果是保密的，只有本人或经本人同意后的人可以知道
- 在讨论 HIV 检测结果、携带状态、治疗和护理、机会感染、复诊和婴儿喂养方式时注意保护个人私密性 A2
- 所有记录具有保密性，注意上锁，只有相关的医务人员可以翻看检查结果
- 请**不要**张贴 HIV 阳性标签

HIV 检测结果的含义

- 仅和受检妇女本人或她信赖的人讨论 HIV 检测结果
- 采用中性语气陈述 HIV 检测结果
- 给受检妇女表达自己情感的机会

如果检测结果是阴性：

- 给妇女解释阴性结果意味着她没有感染 HIV，或者感染了 HIV 但还没有产生抗病毒的抗体（也叫窗口期）
- 保持 HIV 阴性重要性咨询，包括使用避孕套的安全性生活咨询 G2

如果检测结果阳性：

- 给妇女解释阳性结果意味着她是一名 HIV 携带者，如果不进行干预，可以得病，也可以宫内传播给胎儿或是通过母乳喂养传染给新生婴儿
- 让她谈谈自己的感受，回答她关心的问题
- 告知该妇女需要进一步检查，确定 HIV 感染的严重程度，她本人及其婴儿适宜的治疗和保健，治疗可以延缓感染的进程，降低传染给婴儿的风险
- 告知检测费用
- 提供预防 HIV 再感染的措施
- 告诉妇女，如果有需要，可以提供支持和咨询，应对 HIV 感染
- 讨论性伴侣检测
- 解答受检者提出的问题和关心的问题

男性伴侣检测的好处

鼓励妇女和其性伴侣或她信赖的人谈论检测结果，通过让配偶及家人了解 HIV 状态，妇女可以：

- 鼓励配偶（性伴侣）检测 HIV
- 阻止传染给性伴侣
- 阻止传染给婴儿
- 保护自身避免再感染 HIV
- 获得 HIV 治疗、保健及支持服务
- 进行产检和 HIV 治疗时获得配偶及家庭的支持
- 有助于降低猜疑和家庭暴力的风险

HIV 感染妇女的保健和咨询

HIV 感染妇女的特殊保健

■ 确定孕妇告诉她的伴侣、陪护者及家庭成员有关病情的程度，为其保守隐私
■ 善于发现其特殊的担忧和恐惧，给予额外支持 G5
■ 营养重要性的建议 C13、D26
■ 像对待所有妇女一样对 HIV 感染妇女实施标准防护措施 A4
■ 因为 HIV 阳性妇女为易感染人群，出现下列情况及时就医：
→ 发烧
→ 持续腹泻
→ 感冒、咳嗽—呼吸系统感染
→ 尿道灼烧感
→ 阴道瘙痒/脓性分泌物
→ 体重不增
→ 皮肤感染
→ 恶露异味

妊娠期：

■ 修订分娩计划 C2，C13
→ 强烈建议到医疗机构分娩
→ 建议临产或破膜后立即到分娩机构待产
■ 讨论制订婴儿喂养计划 G8-G9
■ 根据国家政策，修订疟疾防治措施 F4

分娩期：

■ 遵医嘱给抗逆转录病毒药物（ART）G6，G9，G12
■ 按照操作规范观察产程及接产
■ 给产妇和婴儿发药时注意保护个人隐私
■ 使用的抗逆转录病毒药物应该体现在分娩记录、产后记录和转诊记录中

产后：

■ 告诉她恶露血可以导致他人感染，应该妥善处理浸血的卫生巾（列出当地处理方法）
■ 进行计划生育咨询 G4
■ 如果不进行母乳喂养，做好乳房护理 K8
■ 产后 2 周携婴儿到 HIV 防治机构随访，评估 HIV 感染情况

HIV 感染妇女计划生育咨询

■ 参考产前检查 C16 和产后访视 D27 建议和咨询版块，下列建议应该明确强调：
→ 向孕妇交代再次妊娠会对她及胎儿的健康产生极大风险，包括将 HIV 传染给婴儿（孕期、分娩或喂奶时）、流产、早产、死胎、低出生体重儿、宫外孕或其他并发症
→ 如果她想再次妊娠，建议她至少间隔 2 年再怀孕，这样有利于母婴健康
→ 采取避孕措施避免妊娠和其他性传播疾病或 HIV 重复感染
■ 避孕套是感染 HIV 妇女最好的避孕方法，对妇女进行包括避孕套在内的安全性生活指导和咨询 G2
■ 如果妇女认为配偶不愿意使用避孕套，还可以采取其他方法进行妊娠保护，然而不是所有的方法都适用于 HIV 感染的妇女：
→ 由于携带 HIV 病毒，妇女可能不会选择母乳喂养，哺乳闭经法是不合适的方法
→HIV 感染的妇女不适合用杀精剂
→AIDS 妇女，如果没有经过抗逆转录病毒治疗，不建议使用宫内节育器避孕
→ 如果妇女感染 HIV 或者正在治疗 HIV 感染，由于月经周期的变化和体温升高，安全期避孕法也不适用
→ 如果正在服抗结核药物，则不能口服避孕药、注射避孕针或皮下埋植

计划生育咨询将提供更多信息。

对 HIV 感染妇女予以支持

在克服了检测结果带来的最初影响之后，感染 HIV 的孕妇将从以下支持中获益。

对妇女提供心理支持

- 对她的忧虑和恐惧表示同情
- 运用良好的咨询技巧 A2
- 帮助她评估自己的处境，确定对于她、(未出生的)孩子及配偶的最佳选择，并尊重她的选择
- 帮助她获得其他方面的帮助，包括团队支持，创收活动，宗教支持小组，关怀孤儿，家庭护理等
- 帮助她得到配偶和/或其他家庭成员或的支持，以及社区的支持和照护
- 探讨如何给她的其他孩子提供帮助，帮助她在家庭或社区中找到一个可以支持她孩子的人
- 进行 HIV 检测和咨询时，指导妇女有关母婴传播、抗逆转录病毒药物治疗，安全性生活，婴儿喂养以及计划生育建议(帮她掌握知识和应用)
- 如果妇女有 AIDS 症状或其他疾病，给予支持，提供适宜服务

如何提供支持

- 为 HIV 感染妇女或 HIV/AIDS 夫妻开展同伴支持小组活动
  → 由社会工作者或/和已经完全接受 HIV 感染的妇女引导
- 与其他健康机构、社会和社区工作者建立联系，进行服务：
  → 共享信息，合作治疗
  → 对每个参与的家庭制订(治疗)计划
- 社区咨询员对感染 HIV 的个体或夫妇进行咨询

抗逆转录病毒药物治疗 HIV 感染

此章节用于开始抗逆转录病毒药物治疗时，为持续治疗提供支持。

支持服用抗逆转录病毒药物

- 如果妇女已经在接受抗逆转录病毒治疗，则按照医嘱在怀孕期间继续治疗 G9，G12
- 如果感染的妇女没有进行抗逆转录病毒治疗，则开始治疗，参见 G9，G12
- 在家庭孕产妇保健记录中阐述治疗计划
- 向妇女讲解并给予其书面的服药指导
- 转诊到 HIV 服务机构进行进一步评估，修订用药计划及其他治疗方案
- 按照国家指南对伴有疟疾的患者调整治疗方案 F4

探讨使用抗逆转录病毒药物的益处和风险

给妇女及家庭解释：

- 证据显示：尽早启动终身应用的抗逆转录病毒药物，可以大大降低孕期、母乳喂养的母亲和婴儿感染的风险
- 婴儿出生后要进行 6 周的预防性治疗
- 服药可能出现副作用，并非所有妇女出现，最常见的副作用是在用药之初会出现恶心、腹泻、头痛、发烧，通常在 2~3 周后消失，其他副作用包括巩膜黄染，面色苍白，剧烈腹痛，呼吸短促，皮疹，手、脚、腿痛，如果症状持续存在，应到医院检查
- 一次开 2 周的用药量，或是到下次随访前的用药量
- 回答妇女提出的问题，澄清错误观念

继续服用抗逆转录病毒药物

为了达到药物疗效：

- 建议妇女
  - → 在妊娠期、临产后（腹痛、宫缩和/或破膜时）及分娩后服药
  - → 选择合适的时间每天规律服药，如果选择孕期停药，疾病加重，可能传染给胎儿
  - → 如果忘记服药，下次服药不用增加剂量
  - → 即使选择母乳喂养，也需遵医嘱，分娩时和产后继续治疗
  - → 吃饭时服药，降低药物的副作用
- 建议新生儿
  - → 出生 6~12h，喂服首次剂量的药物 G12
  - → 教会母亲何时给新生儿喂药及喂药方法 K13
  - → 交代母亲，她和婴儿都必须坚持完成医生制定的全部疗程
  - → 产后及婴儿期需要规律随访
    告知何时，到何机构进行 HIV 感染相关的随访
- 记录所有治疗，如果妈妈或婴儿需要住院治疗，在转诊记录单上描述治疗药物及其剂量
- **请不要**张贴 HIV 阳性标签
- **请不要**与家人或朋友共用药物

婴儿喂养咨询

以下建议基于国家机构已同意妇幼保健方案，支持母乳喂养，支持用抗逆转录病毒疗法，确保 HIV 感染母亲分娩的婴儿获得无病毒生存的最大机会。

解释母乳喂养和非母乳喂养对 HIV 的传染风险

- 如果孕妇在孕期和产时未接受治疗，HIV 感染妇女分娩的孩子中，每 20 个就有 4 个可能感染 HIV，如果母乳喂养，还可能有 3 个小孩受感染
- 如果孕期、产时和产后纯母乳喂养时接受抗病毒治疗，婴儿感染的风险会明显降低
- 如果应用正确的技能进行纯母乳喂养，乳房保持健康，婴儿感染风险也会下降
- 乳腺炎/乳头皲裂会增加婴儿感染的风险
- 非母乳喂养感染的风险可能会更高，因为人工喂养也存在风险：
  - → 由于使用非清洁水，不干净的器具或牛奶打开时间过长，导致奶污染引起腹泻
  - → 由于给婴儿喂养的奶含水量过多，或配比不合理，或是因为反复腹泻造成营养不良
- 混合喂养也会增加婴儿感染和腹泻的危险

如果孕妇不知道是否感染 HIV

- 咨询纯母乳喂养的重要性 K2
- 鼓励纯母乳喂养
- 咨询检测 HIV 重要性和到哪里做 HIV 检测和咨询 G3
- 向孕妇解释 HIV 感染的危险性：
  - → 即使是在 HIV 阳性妇女高发区，大多数妇女也是阴性的
  - → 如果孕妇是新近感染的，那么婴儿感染的风险会增加
- 解释孕期和哺乳期避免感染的重要性

如果孕妇知道自己感染 HIV

- 告知孕妇最合适的婴儿喂养方式
- 解释纯母乳喂养的重要性
  - → 最好是纯母乳喂养 6 个月
  - → 6 个月后，婴儿开始添加辅食，并继续母乳喂养，直到 12 个月大（详情请使用国家指南）
  - → 告知母乳喂养时，一定要吃抗病毒药物
  - → 解释一旦有营养和安全的饮食，母乳不能满足需求，停止母乳喂养
  - → 若母亲选择母乳喂养，为其提供特殊咨询 G7
- 咨询人工喂养
- 告知给婴儿喂配方奶
- 评估安全喂配方奶条件
  - → 确保在家或在社区，有安全饮用水和卫生设施
  - → 家庭能够提供足够婴儿配方奶 K6
  - → 母亲和其他家庭成员按时为婴儿准备安全足量的配方奶
  - → 家庭支持人工喂养
  - → 家中有儿童保健服务的途径
- 如果妈妈选择人工喂养，教会她配制配方奶的方法
- 所有人工喂养的孩子都要定期随访，母亲需要支持，从而给孩子提供正确的喂养方式

如果感染 HIV 的母亲选择母乳喂养，给予特殊支持

- 支持母亲选择母乳喂养
- 做好乳房护理，防止乳头皲裂和乳腺炎 K3
- 如果出现症状，建议立即回奶
  - → 乳腺出现症状和体征
  - → 婴儿喂养困难
- 确保在第一周进行随访，评估乳房条件
- 给予心理支持 G5
- 告知妈妈可以随时选择停止母乳喂养，必须在 1 个月内逐渐断奶，期间继续吃抗病毒药，停止母乳后，根据她的抗病毒药物治疗疗程，她可能继续终生服用抗病毒药物，也可能在完全停止母乳喂养一周后停药
- 在以下特殊情况，可以选择挤出母乳加热后喂养作为临时喂养方式
  - → 婴儿出生体重较低或患病，暂时不能母乳喂养
  - → 妈妈状态不好暂时不能喂养孩子或是有乳腺炎
  - → 抗病毒药暂时无法获取
  - → 教会妈妈加热挤出的母乳 K5

指导母亲安全的人工喂养方法

如果母亲选择人工喂养，教会她人工喂养的方法

- 只有选择配方奶是安全的时候，婴儿才可以人工喂养 G7
- 教会 HIV 感染的母亲学会安全的人工喂养
- 问母亲采取何种方式的人工喂养
- 产后前几次喂养，帮母亲配制（选择）配方奶，指导她如何用杯子配奶、喂孩子 K9：
  → 用肥皂和水洗手
  → 水煮开几分钟
  → 用水和肥皂彻底洗干净杯子，如果有条件，可煮沸消毒
  → 按照喂养流程说明确定喂养量
  → 分别量取配方奶和水，混匀
  → 指导母亲如何用杯子给婴儿喂奶
  → 指导母亲第一个月，每天喂奶 8 次，教会她如何灵活掌握满足婴儿需求
  → 如果婴儿在 1h 内不能吃完准备的奶，给家里的大孩子吃或用来做饭，不要将奶留到下次喂养
  → 每次喂奶后用肥皂和水洗净器具
  → 每次换新奶
- 写好配方奶制作流程
- 告知人工喂养的危险及如何避免
- 建议在何时需寻求帮助
- 随访建议

解释人工喂养的危险

- 婴儿可能腹泻，如果：
  → 手、水或器具不干净
  → 牛奶存放时间过长
- 婴儿可能生长发育受影响
  → 如果母亲每次喂养量太少或喂养次数不够多
  → 奶质过稀（水太多）
  → 婴儿腹泻

人工喂养的随访

- 确保规律随访，进行婴儿生长监测
- 支持并提供安全的人工喂养措施
- 如果出现下列情况，建议返诊
  → 婴儿喂奶一天少于 6 次，或进食量减少 K6
  → 婴儿腹泻
  → 有其他危险症状

HIV 感染母亲及其婴儿服用抗逆转录病毒药物(ARV)

为 HIV 感染的孕妇和哺乳期的妇女使用一线抗逆转录酶药物,对 HIV 暴露的新生儿预防治疗。

	孕期和哺乳期妇女:预防性治疗	HIV 暴露的新生儿预防性治疗	
		母乳喂养	人工喂养
首选一线方案	替诺福韦+拉米夫定 +奈韦拉平	奈韦拉平,共服 6 周	奈韦拉平 NVP 1 次/d 或 齐多夫定,2 次/d 服用 4~6 周
备选一线方案	齐多夫定 + 拉米夫定 +依非韦伦(或奈韦拉平) 替诺福韦+拉米夫定+奈韦拉平	N/A	N/A
婴儿预防高危暴露方案	N/A	奈韦拉平,每日一次,齐多夫定,每日两次,连服 6 周和 单独用奈韦拉平或联合应用奈韦拉平和齐多夫定,6 周(共 12 周)	奈韦拉平,每日一次,齐多夫定,每日两次,连服 6 周

a. 对成人和青少年,d4T 应该停止作为选择一线药的依据
b. ABC 或加强 Pls(ATV/r,DRV/r,LPV/r)可用于特殊情况下治疗
c. 高危新生儿定义
新生儿出生前,妈妈已经确诊 HIV 感染,分娩前接受抗病毒药治疗不足 4 周,或者
新生儿出生前,妈妈已经确诊 HIV 感染,分娩前四周病毒载量>1000 copies/ml,或者
孕期或哺乳期感染 HIV 病毒的妇女
产后一段时间确认 HIV 感染,产前 HIV 阴性或者没有结果

处理观察到的症状或遇到的问题

下面这张表用于解决母亲给孩子喂药过程中出现问题，可能是药物的副作用、或是不明原因的疾病，但在确定是副作用前要排除妊娠相关的严重疾病，2 周后随访，如果情况不乐观，提前随访，病情无改善，到医院进一步治疗。

如果母亲有任何问题	症状	建议和治疗
	头痛	■ 测血压，按照C2和E3处理 ■ 如果舒张压≤90mmHg，给予对乙酰氨基酚治疗头痛F4
	恶心或呕吐	■ 测血压，按照C2和E3处理 ■ 建议进食服药 ■ 如果是怀孕 3 个月内，再次评估，早晨出现的恶心、呕吐会在几周后消失 ■ 如果不能排尿，到医院就诊
	发烧	■ 测体温 ■ 按C7-C8处理；如果怀孕，按C10-C11处理；如果发生在产后，按E6-E8处理
	腹泻	■ 建议每次大便后喝一杯水 ■ 如果出现血性大便，不能排尿或发烧>38℃，到医院治疗
	皮疹或水疱/溃疡	■ 如果仅出现皮肤的皮疹，建议 2 周随诊 ■ 如果口腔和皮肤出现严重皮疹、水疱或溃疡，伴发烧>38℃，到医院治疗
	眼或巩膜黄染	■ 到医院进一步检查和治疗

医务人员意外接触患者体液后的预防措施(职业暴露后预防)

如果你由于外伤或意外接触患者的血液或体液,应采取下列预防措施

- 如果血液或体液溅到你的皮肤,立即用肥皂和水冲洗
- 如果手套破损,用肥皂和水冲洗暴露区域,并更换手套
- 如果溅到面部(眼睛、鼻子和口腔),仅用水冲洗
- 如果操作过程中,手指刺伤或切割伤,例如缝合针刺破伤,让伤口自然出血数秒钟,不要挤压出血,用肥皂和水冲洗,常规护理伤口,做局部消毒处理
- 查看孕妇 HIV 检测记录 *
- 如果孕妇 HIV 阴性,复查确定阴性,记录在登记表上
  - → 如果孕妇 HIV 感染,在暴露 72h 内尽早服用抗逆转录病毒药物(参照国际指南选择药物和服用时间),服用 28d,降低感染的可能性
  - → 如果孕期 HIV 不能确诊
    - → 开始口服抗逆转录病毒药物(参照国际指南选择药物和服用时间)
    - → 向孕妇解释发生的事情,征求她同意,快速 HIV 检测,如果没有她的同意,请不要做检查,注意保护隐私 A2
    - → 做 HIV 检测 L6
      - → 如果孕妇 HIV 阴性,停止服药
      - → 如果孕妇 HIV 阳性,按照 C2 和 E3 治疗该孕妇,暴露的医务人员应该完成抗逆转录病毒药物整个疗程治疗,并于 6 周后检测 HIV
- 告知主管领导,医务人员(你)暴露的类型,采取的治疗措施

* 如果医务工作者(你)是 HIV 感染,不用采取防御措施,**不用**检测该孕妇。

HIV 感染的母亲及其婴儿抗逆转录病毒药物治疗

HIV 感染的母亲及其婴儿抗逆转录病毒药物治疗

给妇女抗逆转录病毒药物治疗

		每天一次	
一线联合用药:TDF+3TC (or FTC)+EFV		1 片	
		或者	
TDF	泰诺福韦	1 片	300mg
3TC	拉米夫定	1 片	300mg
		或者	
FTC	恩曲他滨	1 胶囊	200mg
EFV	依法韦伦	1 片	600mg

给暴露的新生儿抗逆转录酶药治疗 G9(生后 6 周)

	奈韦拉平(NVP)		齐多夫定(AZT)	
	口服液 5ml=50mg		口服液 5ml=50mg	
	每天一次		12h 一次	
出生体重	mg	ml	mg	ml
≥2. 5kg	15mg	1. 5ml	15mg	1. 5ml
2. 0~2. 4kg	10mg	1ml	10mg	1ml
<2. 0kg				
	剂量-2mg/kg		剂量-2mg/kg	
1. 5~1. 9kg	3. 5mg	0. 35ml	3. 5mg	0. 35ml
1. 0~1. 4kg	2. 5mg	0. 25ml	2. 5mg	0. 25ml

体重≥2. 0kg 的新生儿用 2ml 注射器,体重<2. 0kg 的新生儿用 1ml 注射器,每次用完清洗干净,放在干燥的地方。

教会母亲配药,给新生儿喂药以及如何清洁和保持注射器干燥。

妇女的特殊需求

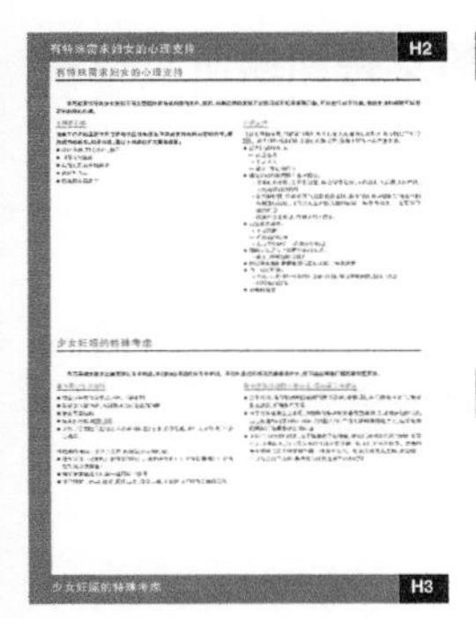

H2 特殊需求妇女的心理支持

支持的来源
心理支持

H3 少女妊娠的特殊考虑

与青春期孩子交流
考虑她的观点，帮助做出适合她的决定

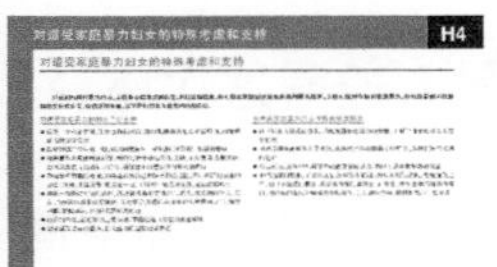

H4 对遭受家庭暴力妇女的特殊考虑和支持

对遭遇家庭暴力的妇女给予支持
支持遭受家庭暴力的妇女的需求

■ 如果妇女处在青春期或遭受家庭暴力，需要特殊关注，在对这类女性的沟通和交流时使用此部分

有特殊需求妇女的心理支持

你可能要指导许多女性到不同类型医疗保健机构获得支持，然而，如果这样的支持无法获取或不能寻求到帮助，可以进行如下咨询，你的支持和倾听可以帮助治愈她的疾病。

支持的种类

健康工作者的重要作用包括与社区健康服务和其他支持机构的密切合作，保持现有的联系，如果可能，通过下列途径扩大服务范围：

- 社区小组，妇女小组，领导
- 同伴支持团体
- 其他健康服务提供者
- 社区咨询员
- 传统服务提供者

心理支持

良好的保健原则，包括如何与妇女及其家人沟通的良好照护的原则如下所示 A2。对有特殊需求的妇女进行心理支持，按如下操作是非常重要的：

- 营造舒适的环境：
  - → 注意态度
  - → 平易近人
  - → 温柔、肯定的语气
- 确保交流的私密性和保护隐私：
  - → 交流的私密性，告诉来访者，你会保守秘密，不给任何人透露这次座谈、讨论或计划的内容
  - → 如果是配偶、父母或其他家庭成员陪同，你要保证有足够的时间和空间分别进行沟通，问当事人是否愿意她的家属一块参与讨论，一定要争取她的同意
  - → 注意座谈的地点，有利于保护隐私
- 表达你的尊敬：
  - → 不要武断
  - → 理解她的处境
  - → 克服你和她在一起的不舒服感
- 用简洁的语言直接回答她的问题：
  - → 核实、理解她的关键点
- 根据她的处境提供相关信息以有助于她做决定
- 当一名好听众：
  - → 有耐心，有特殊需求的妇女需要时间倾诉她的问题或做出决定
  - → 倾听她的诉说
- 必要时随访

少女妊娠的特殊考虑

和青春期女孩交流需要经过专业培训，本《指南》不能代替专业培训。不论对象是已婚还是未婚的少女，按下述流程进行都是非常重要的。

当与青少年交流时

- 对青少年性行为予以理解，不是审判
- 鼓励女孩提问题，告诉她可以讨论任何问题
- 语言简单清晰
- 强调保守私密 A2，G3
- 了解青春期性主题讨论中存在的问题（害怕父母发现，成年人不赞成，社会歧视等）

谈论她的情况时要给予支持，问她最关心的问题：

- 她和父母一起住吗？信任父母吗？是否和男友同居？是否长期相处？是否受到暴力或强迫？
- 确定谁知道此次妊娠—她可以不公开
- 支持她对青春期、社交、同伴压力、社会歧视、消极因素和暴力方面的关注

帮助女孩从她的立场出发，做出最适合决定

- 出生计划，推荐她到医院或到保健院分娩，让她明白这样做的重要性，她要作出决定，明确如何安排
- 对于她和她的宝宝来说，预防性传播疾病是非常重要的，如果她或她的配偶是性传播疾病或 HIV/AIDS 高风险人群，在性生活时要用避孕套，建议她和配偶探讨使用避孕套的问题
- 下次生育的时间间隔，为了她和孩子的健康，建议任何两次妊娠时间间隔要在 2~3 年以上，她和男友要有计划来安排是否以及何时再次怀孕。健康的青少年可以安全地使用任何一种避孕方法。帮助女孩做出选择，决定哪一个最适合自己需要，积极提供计划生育咨询和建议

对遭受家庭暴力妇女的特殊考虑和支持

遭受到配偶的暴力行为，女性身心健康受到伤害，包括生殖健康，你可能没有接受过处理此类问题的培训，女性可能对你倾诉家庭暴力，你可能看到不能解释的损伤或伤害，会猜测她吸毒，以下是如何处理此类问题的建议。

对遭受家庭暴力的妇女予以支持

- 提供一个私密空间，让女性和你倾诉，她的配偶和其他人不能听到，向她保证为她保守秘密
- 鼓励她说出发生的一切，可以间接提问一些问题，诱导她讲出她的故事
- 用共情的态度倾听她诉说，听的过程中表达你的支持，不要责备或嘲笑她，她可以反抗配偶的暴力行为，确保她不再遭受任何形式的虐待
- 帮她分析目前的处境，如果她认为自己和孩子都很危险，探讨保证她安全的方法（例如，和她父母、朋友在一起，可以吗？她是否有钱，能借到钱吗？）
- 和她一起探讨可能的选择，帮助她和当地有关部门联系，联系她的家人、朋友、当地社区或非政府组织，通过庇护所或社会服务机构等获得支持，如果可能，提醒她运用法律武器解决问题
- 再次约见她，家庭暴力是复杂的，不能凭她自身能力快速解决
- 记录遭受虐待的证据，你关注的问题要记录在案

为遭遇家庭暴力的女性提供健康服务

- 社区医务人员提高意识，帮助遭遇家庭暴力的女性，了解当地家庭暴力的发生情况
- 通过培训提高医务人员意识，在遇到遭遇家庭暴力的妇女，为她们提供援助的途径
- 张贴海报，发传单和其他方式谴责家庭暴力，提供可以寻求帮助的信息
- 和当地部门联系，了解家庭暴力的发生情况，为妇女提供援助，避免遭受虐待，如果不能提供服务，联系其他部门如教会、妇女会、老年会和当地其他部门，讨论他们在反家庭暴力中起的作用，如解决争端，得到相关部门的支持

社区对母亲和新生儿健康的支持

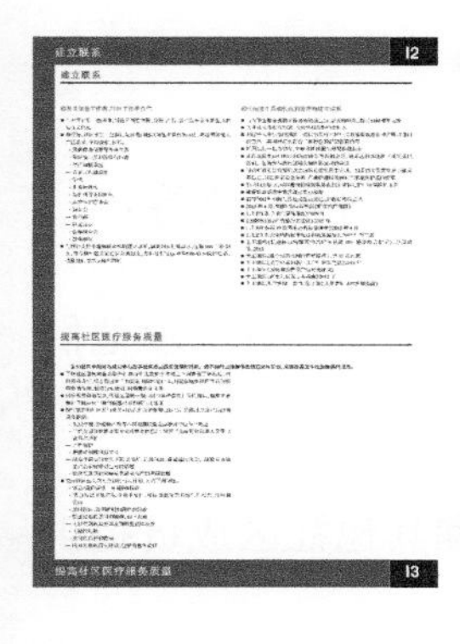

I2 建立广泛联系

和其他保健部门或社区合作

和传统的接生员和传统行医者联系

I3 提高社区服务质量

- 社区的每个人都应该参与到提高社区成员的保健活动中来，这一部分提供社区促进母亲和新生儿健康活动的指导
- 应当收集不同社会群体对改进社区医疗设施和服务的反馈信息和建议
- 社区医务工作者在工作中应用下列建议作好社区妇女在孕期、分娩、流产后和产后及新生儿保健方面的工作

建立联系

和其他保健工作者、社区工作者合作

- 在社区召集一些团体，讨论并同意孕期、分娩、产后、流产后妇女和新生儿保健有关信息
- 和领导、社区成员一起探讨最常见的健康问题和其解决办法，与各团体建立广泛联系，密切合作，包括：
  - → 其他健康保健服务提供者
  - → 传统接生员和传统行医者
  - → 孕产妇候诊室
  - → 青春期保健服务
  - → 学校
  - → 非政府机构
  - → 母乳喂养支持组织
  - → 地方性健康协会
  - → 妇女会
  - → 农业部
  - → 社区成员
  - → 青年联合会
  - → 教会组织
- 与同伴支持小组和转诊机构建立联系，满足妇女特殊需求，包括 HIV 阳性妇女，青春期和遭受家庭暴力的妇女，告诉她们这些团体和转诊医院的电话，鼓励她们寻求支持和帮助

和传统接生员和传统的治疗师建立联系

- 与在卫生服务机构工作的传统接生员、治疗师联系，探讨如何相互支持
- 尊重社区那些有知识、有经验和有影响力的人
- 和这些人分享你的想法。提供你发给社区居民的健康教育材料并听取他们的意见。共同制订更符合当地特色的健康教育内容
- 回顾如何一起为妇女、家庭和团体提供母婴保健服务
- 让传统接生员（TBA）和治疗师参与咨询会议，给家庭和其他社区成员提供咨询。包括参与社区领导人和团体发起的会议
- 讨论所有的分娩都应该由熟练的接生员来完成。如果妇女及其家庭不能或不愿意，讨论在家安全分娩、产后护理以及何时寻求紧急护理的要求
- 如果妇女愿意，可以邀请传统接生员在妇女妊娠过程中提供陪护服务
- 确保转诊系统中有传统接生员参与
- 指导何时和如何与传统接生员沟通，并收集反馈意见
- 2015 年 4 月，WHO 出版第三版《疟疾治疗指南》
- 《世卫组织手卫生保健指南》2009 年
- 《预防和治疗产后感染的建议》2015 年
- 《世卫组织第 19 次基本药物标准清单》2015 年 4 月
- 《世卫组织安全堕胎技术规范和政策指导》，2012 年第二版
- 世卫组织《抗逆转录病毒药物治疗和预防 HIV 感染综合指南》，最新政策，2015
- 世卫组织《避孕药具应用的医疗标准》，第 15 次再版
- 世卫组织《关于母亲和新生儿产后护理建议》2013 年
- 世卫组织《预防和改善早产结局的建议》
- 世卫组织《新生儿复苏基本指南》2012 年
- 世卫组织儿童护理口袋书，第 2 版《儿童常见基本护理指南》

提高社区医疗服务质量

告知社区中的所有成员参与改善社区成员健康保健的过程。请不同的团体提供反馈意见和建议，从而改善卫生设施提供的服务。

■ 了解社区居民对当地孕产妇和新生儿发病率和死亡率调查的了解程度，可以资料共享，反思引起死亡和发病的原因是什么，讨论家庭和社区在预防疾病中的作用，制订行动计划，明确责任和义务

■ 讨论所获得的信息，让社区居民一起探讨与这些信息相关的知识，确定家庭和社区成员应当如何促进母亲和新生儿健康

■ 探讨家庭和社区其他成员可以在妇女妊娠期、流产后、分娩时以及产后做的具体措施：

→ 识别孕期、分娩和产后等不同时期的危险症状并快速作出反应

→ 当妇女因分娩需要离开家或需要休息时，对其子女或其他家庭人员予以食品和照护

→ 产后陪护

→ 提供费用或物品支持

→ 鼓励伴侣陪妇女到医院或诊所，让她休息，保证她的饮食。鼓励双方谈论产后家庭计划生育的话题

→ 让伴侣及其他家庭成员避免在产妇周围吸烟

■ 支持社区建立应对急诊的行动计划，讨论下列问题：

→ 紧急/危险症状—知道何时就医

→ 紧急情况下快速抉择的重要性，可以降低母亲和新生儿死亡、致残和发病

→ 及时转运，举例说明如何组织转诊

→ 就医延迟的原因和困难，如下大雨

→ 可以得到的服务以及到哪里获取服务

→ 可做的选择

→ 支付的选择和花费

→ 应对急诊的行动计划，包括角色和责任

新生儿保健

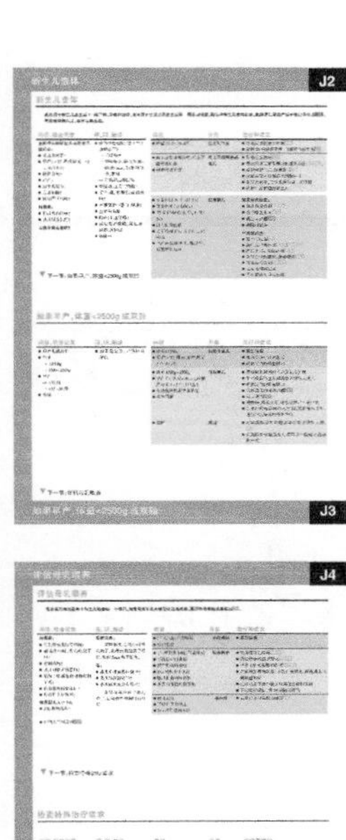

J2 新生儿查体

J3 如果早产，出生体重<2500g 或双胎

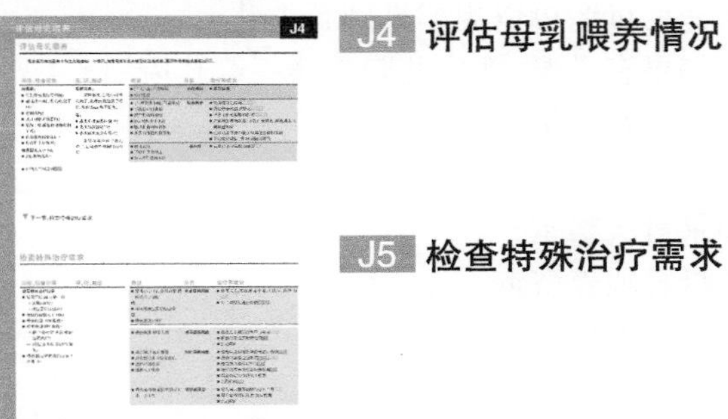

J4 评估母乳喂养情况

J5 检查特殊治疗需求

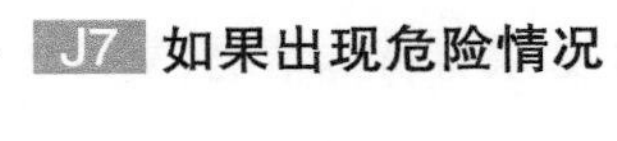

J6 查看黄疸和局部感染情况

J7 如果出现危险情况

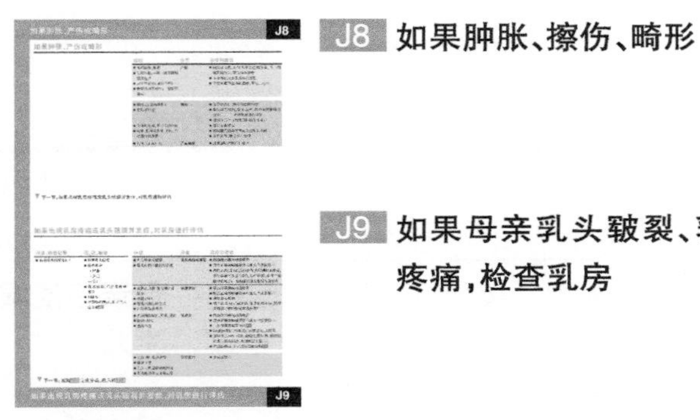

J8 如果肿胀、擦伤、畸形

J9 如果母亲乳头皲裂、乳房疼痛，检查乳房

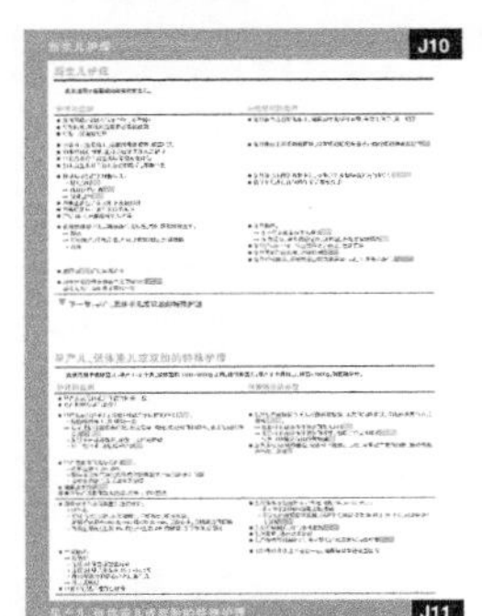

J10 新生儿护理

J11 早产儿低体重儿或双胎的特殊护理

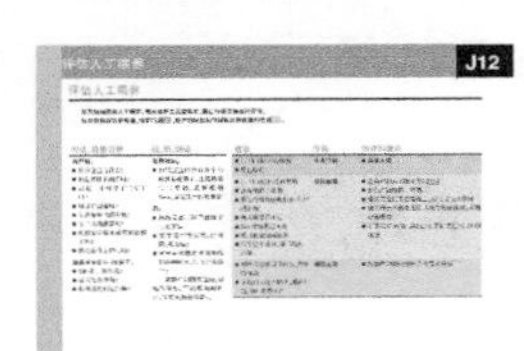

J12 评估人工喂养情况

- 分娩后 1h 常规检查所有新生儿，出院后，产后第一周常规访视，或者母亲、看护人观察到危险症状时就诊
- 如果母亲有乳头皲裂或乳房疼痛，用表 J9 评估乳房
- 在医疗机构住院期间，用新生儿护理单 J10，如果婴儿低体重或是双胎，不需要转上级医院者，要用特护单 J11
- 新生儿喂养、护理、预防措施和治疗单，记录护理细节，复苏和治疗过程 K1-K13
- 用告知单和咨询单，告诉母亲何时返诊 K14，带婴儿进行常规检查和随访，如果出现危险症状随时返诊 M5-M6
- 出生 1h 内的护理记录见临产和分娩单 D19

可参照：

- 新生儿喂养咨询和 HIV 相关的信息 G7-G8
- 仪器、设备和药物 L1-L5
- 记录 N1-N17
- 婴儿死亡 D24

新生儿查体

此表用于新生儿出生后 1h 的评估，分类和治疗，也可用于出院以及出生后第一周常规检查、随访和新生儿疾病就诊，把结果记录在产后护理记录单上 N6。每次检查新生儿，要求母亲在场。

问诊、检查记录

查阅母亲和新生儿病历记录或问诊：

- 婴儿多大了？
- 早产（<37 周或提前一个月及以上）？
- 臀位分娩？
- 难产？
- 新生儿复苏？
- 是否抽搐？
- 频繁严重呕吐？

问母亲：

- 你最关心的事？
- 婴儿喂养如何？

母亲生病或住院？

视、听、触诊

- 评估呼吸情况（婴儿在平静状态下）
  - → 听呼噜声
  - → 呼吸频率，是否为 30~60 次/min，如果呼吸快，复测
  - → 看胸部是否凹陷
- 查运动：正常而匀称？
- 看外观，有肿胀或伤痕吗？
- 查腹部是否苍白、腹胀？
- 查是否畸形
- 听声调：正常吗？
- 感觉是否温暖，如过冷、过热，测体温
- 称体重

症状	分类	治疗和建议
■ 体温 35.5~36.4℃	轻度低体温	■ 母婴皮肤接触再保暖 K9 ■ 如果 2h 后体温不升，重新评估新生儿 J7
■ 由于接受特殊治疗，母亲不能母乳喂养 ■ 母亲转院治疗	**母亲不能喂养新生儿**	■ 帮助母亲挤奶 K5 ■ 母亲未康复前采用其他哺乳方法 K5-K6， ■ 看护好新生儿，注意保暖 K9 ■ 保证母亲可以规律见到新生儿 ■ 如果有必要，新生儿随母亲一起住院 ■ 确保在家护理好新生儿
■ 正常体温 36.5~37.5℃ ■ 正常体重（≥2500g） ■ 喂养好-吸吮充分，8 次/24h ■ 没有危险症状 ■ 无须特殊治疗或治疗已经完成 ■ 早产或低体重儿，喂养好，体重增长适宜	**健康婴儿**	**如果首次检查：** ■ 母乳喂养咨询 K2-K3 ■ 给予维生素 K K12 ■ 新生儿护理 J10 ■ 出院时复查 **出院前检查：** ■ 是否打疫苗 K13 ■ 新生儿护理建议 K2，K9-K10 ■ 产后 3~7d 常规访视 K14 ■ 如果有特殊情况，复诊建议 K14 ■ 母乳喂养咨询 K2-K3 ■ 记家庭观察记录 ■ 再次就诊时重复建议

▼ **下一节：**如果早产，体重<2500g 或双胎

如果早产,体重<2500g 或双胎

问诊、检查记录	视、听、触诊
■ 早产儿刚出生 ■ 体重 → <1500g → 1500~2500g ■ 早产 → <32 周 → <33~36 周 ■ 双胎	■ 如果是复诊,评估体重增长

症状	分类	治疗和建议
■ 体重<1500g ■ 早产<32 周或预产期前 2 个月出生	**极低体重儿**	■ **紧急住院** K14 ■ 去医院途中注意保暖 ■ 确保适当的热量摄取 K6
■ 体重 1500g~2500g ■ 早产儿(孕 32~36 周,或预产期前 1~2 个月出生) ■ 生后数日体重增重不足 ■ 喂养困难	**低体重儿**	■ 尽可能长时间的采取袋鼠式护理 ■ 早产或低体重儿母乳喂养特殊支持 K4 ■ 确保适当的热量摄取 ■ 低体重儿的特殊护理 J11 ■ 每日评估 J11 ■ 喂养好,增重正常,体温稳定后才能出院 ■ 如果持续喂养困难超过 3d,其他情况良好,进行母乳喂养的专项咨询
■ 双胎	**双胎**	■ 对母乳喂养的双胞胎母亲给予特殊支持, K4 ■ 直到两个双胞胎婴儿都可以出院时才能办理出院

▼ **下一节:**评估母乳喂养

评估母乳喂养

母乳喂养情况是每个新生儿检查的一个项目，如果母亲诉乳头皲裂或乳房疼痛，要评估母亲的乳房状况 J9。

问诊、检查记录

问母亲：

- 母乳喂养进行得如何？
- 前几个小时，婴儿吃奶了吗？
- 有困难吗？
- 婴儿对喂养满意吗？
- 给孩子喂其他食物和饮料了吗？
- 你的乳房感觉如何？
- 你有什么担忧？

如果婴儿大于 1d：

- 24h 喂奶几次？

视、听、触诊

观察乳房：

如果新生儿数小时未吃奶了，让母亲抱起孩子喂奶，观察 5min 喂养情况。

看：

- 婴儿衔接姿势正确吗？
- 婴儿体位舒适吗？
- 婴儿吸吮充分有效吗？

如果母亲给孩子喂过奶了，让她告诉你何时再喂奶。

症状	分类	治疗和建议
■（生后 6h）不会吸吮 ■ 停止喂奶	**不能喂奶**	■ 紧急住院 K14
■（生后数几小时）不能喂奶 ■ 不能很好的含接 ■ 没有有效的吸吮 ■ 24h 喂奶少于 8 次 ■ 喂其他食物和饮料 ■ 几天来体重增重不足	**喂养困难**	■ 支持纯母乳喂养 K2-K3 ■ 帮助母亲给孩子开奶 K3-K4 ■ 指导正确的姿势和衔接 K3-K4 ■ 建议增加喂奶次数，不管白天晚上，确保婴儿吃到足量的奶 ■ 建议母亲不要给孩子喂其他食物和饮料 ■ 下次喂奶评估，或 2d 后随访评估
■ 吸吮有效 ■ 不管白天和晚上 ■ 24h 按需喂奶 8 次	**喂养好**	■ 鼓励母亲继续按需哺乳 K3

- 评估人工喂养见 J12

▼ **下一节：**检查特殊治疗需求

检查特殊治疗需求

问诊、检查记录	视、听、触诊
查看特殊治疗记录 ■ 母亲产后 2d 内是否有 → 发烧>38℃? → 抗生素治疗感染? ■ 分娩前破膜大于 18h? ■ 母亲检测 RPR 阳性? ■ 母亲检测 HIV 阳性? → 是否进行抗逆转录病毒药治疗? → 做过胎儿喂养的咨询吗? ■ 母亲服抗结核药治疗有 2 个月吗?	

症状	分类	治疗和建议
■ 婴儿小于 1d,分娩前胎膜破裂大于 18h **或** ■ 母亲用抗生素治疗感染 **或** ■ 母亲发烧>38℃	**细菌感染风险**	■ 给婴儿肌肉注射抗生素,2 次/d,连续 5d K12 ■ 每日对婴儿进行评估 J2-J7
■ 母亲检测 RPR 阳性	**梅毒感染风险**	■ 给婴儿单剂量的苄星青霉素 K12 ■ 确保母亲及其配偶治疗 F6 ■ 2 周随访
■ 母亲知道 HIV 感染 ■ 没有接受婴儿喂养咨询 ■ 选择母乳喂养 ■ 选择人工喂养	**HIV 感染风险**	■ 给新生儿口服抗逆转录病毒药物 G12 ■ 教会母亲给宝宝喂药 G12,K13 ■ 进行婴儿喂养的咨询 G7 ■ 给母乳喂养的母亲特殊咨询 G7 ■ 教会妈妈安全的人工喂养 ■ 2 周随访 G8
■ 母亲在分娩前抗结核治疗小于 2 个月	**结核病风险**	■ 婴儿异烟肼预防性治疗 6 个月 K13 ■ 婴儿治疗结束注射 BCG 疫苗 ■ 2 周随访

▼ **下一节:**看黄疸和局部感染症状

看黄疸和局部感染症状

问诊、检查记录	视、听、触诊
■ 处理脐带了吗?	■ 看皮肤是否发黄? → 如果新生儿小于 24h,看面部皮肤 → 如果大于 24h 及以上,看手掌和脚底 ■ 检查眼睛是否发黄及脓性分泌物 ■ 检查皮肤,尤其是颈部、腋窝、腹股沟等部位: → 皮肤有脓疱吗? → 是否红肿,质硬,或水疱? ■ 看脐带: → 发红吗? → 流脓吗? → 是否累及周围皮肤?

症状	分类	治疗和建议
■ 出生<24h,面部皮肤黄染 ■ 出生≥24h 以上,手掌和脚底黄染	**重度黄疸**	■ **紧急到医院** K14 ■ 路途中鼓励母乳喂养 ■ 如果喂养困难,挤出母奶用杯子喂 K6
■ 眼睛黄染,有脓性分泌物	**淋病性眼炎**	■ 单剂量抗生素治疗眼部感染 K12 ■ 教会母亲治疗眼睛的方法 K13 ■ 2d 后随访,如果没有好转或恶化,速到医院 ■ 评估母亲及其配偶淋病治疗情况 E8
■ 脐带断端及周围皮肤发红	**局部脐部感染**	■ 教会母亲治疗脐部感染的方法 K13 ■ 如果 2d 无改善或病情加重,到医院就诊
■ 脓疱少于 10 个	**皮肤局部感染**	■ 教会母亲治疗皮肤感染的方法 K13 ■ 2d 随访 ■ 如果 2d 后脓疱无好转或恶化,速到医院

▼ 下一节:如果出现危险症状

如果出现危险症状

症状	分类	治疗和建议
如出现下列症状： ■ 呼吸加快(>60 次/min) ■ 呼吸减慢或痉挛(<30 次/min) ■ 胸部严重凹陷 ■ 喂养不好 ■ 呼吸音粗 ■ 痉挛或抽搐 ■ 腹胀 ■ 弥漫性紫绀 ■ 心率持续>180 次/min ■ 瘫软或僵硬 ■ 无自主运动，肌张力差或僵硬 ■ 体温>37.5℃ ■ 体温<35.5℃或保暖措施后无回升 ■ 脐部流脓或脐周红肿 ■ 皮肤>10 个脓疱，大疱、肿、红、质硬 ■ 断端或伤口出血 ■ 苍白	**可疑严重疾病**	■ 首次双倍剂量抗生素肌肉注射 K12 ■ **紧急送医院就诊** K14 **另外：** ■ 到医院过程中注意保暖 K9 ■ 到医院前治疗脐部感染 K13 ■ 到医院前治疗皮肤感染 K13 ■ 止血

▼ **下一节：**如果出现红肿、产伤或畸形

如果肿胀、产伤或畸形

症状	分类	治疗和建议
■ 臀部淤伤、肿胀 ■ 头部肿胀,一在一侧或两侧触及包块 ■ 腿位不正常(臀位产后) ■ 手臂活动不对称,一侧臂不能动	**产伤**	■ 向父母交代:对婴儿不会造成伤害,在一周或两周消失,不需特殊治疗 ■ 不要强行改变婴儿腿部姿势 ■ 常规处理不能动的肢体,不能用力拉
■ 畸形足(足内外翻) ■ 腭裂或唇裂	**畸形**	■ 如果有条件,转专科医院治疗 ■ 指导母亲喂奶,如不成功,教给她其他喂养方法 K5-K6 ,有计划地进行随访 ■ 建议在几个月后进行外科手术矫正
■ 奇特的外观,不寻常的外表 ■ 头部、腹部或背部、脊柱、生殖器组织外露		■ 进行专业评估 ■ 转院前用消毒纱布覆盖在组织表面 ■ 如有条件,接受专业治疗
■ 其他不正常外观	**严重畸形**	■ 按照国际指南进行处理

▼ **下一节:**如果出现乳房疼痛或乳头皲裂并发症,对乳房进行评估

如果出现乳房疼痛或乳头皲裂并发症，对乳房进行评估

问诊、检查记录	视、听、触诊	症状	分类	治疗和建议
■ 你的乳房感觉如何？	■ 检查乳头皲裂 ■ 检查乳房 → 肿胀 → 发亮 → 发红 ■ 乳房触诊，重点是疼痛部位 ■ 测体温 ■ 观察喂奶情况，如果尚未这么做 J4	■ 乳头疼痛或皲裂 ■ 婴儿吃奶不能很好含接	**乳头疼痛或皲裂**	■ 鼓励母亲继续母乳喂养 ■ 教会正确的喂哺姿势和乳头含接姿势 K3 ■ 喂奶 2 次（或 1d）后再评估，如果情况无改善，教母亲如何从感染的乳房中挤奶，放杯中给孩子喂奶，另一侧健康的乳房继续母乳喂养
		■ 双侧乳房肿、发亮和局部发红 ■ 体温<38℃ ■ 婴儿不能很好含接 ■ 还没有母乳喂养	**乳房充盈**	■ 鼓励母亲继续母乳喂养 ■ 教会正确的喂哺姿势和乳头含接姿势 K3 ■ 建议多次喂奶 ■ 喂 2 次或 1d 后再评估，如果情况不好，教母亲挤出足够的奶缓解乳房疼痛 K5
		■ 乳房局部发红、肿胀、疼痛 ■ 体温>38℃ ■ 感觉不适	**乳腺炎**	■ 鼓励母亲继续母乳喂养 ■ 教会正确的喂哺姿势和乳头含接姿势 K3 ■ 口服邻氯青霉素 10d F5 ■ 2d 后再评估，如果无好转或恶化，去医院 ■ 如果母亲 HIV 感染，健侧乳房喂奶，感染侧的乳汁挤出扔掉，直到体温正常 K5 ■ 若剧烈疼痛，对乙酰氨基酚口服 F4
		■ 无红、肿、张力增高 ■ 体温正常 ■ 乳头无明显皲裂或疼痛 ■ 婴儿吃奶含接姿势正常	**乳房正常**	■ 让母亲放心

▼ **下一节：**回到 J12 完成分类，然后转 J10

新生儿护理

此表适用于在医院内所有的新生儿。

护理和监测	异常情况的处理
■ 房间保暖（室温不低于 25℃，不干燥） ■ 母婴同室，在她床边或很容易接触到 ■ 母婴一起睡蚊帐里	■ 如果新生儿在婴儿床上，确保新生儿穿好衣服，并盖上毯子，戴上帽子
■ 不管白天还是晚上，实施纯母乳喂养，按需哺乳 ■ 如果喂奶有困难，让母亲通知医务人员指导 ■ 出院前对每个新生儿喂养情况做评估 ■ 如果新生儿没有得到很好的喂养，**不要**出院	■ 如果母亲主诉喂奶有困难，检查喂奶情况并指导正确的喂奶和含接姿势 J3
■ 指导母亲如何护理新生儿： → 婴儿保暖 K9 → 做好脐带护理 K10 → 保证卫生 K10 ■ **不要**让新生儿在太阳下直接照射 ■ **不要**将新生儿放在阴冷的地方 ■ 产后 6h 内**不要**给新生儿洗澡	■ 如果母亲不能护理新生儿，提供护理或指导陪护进行护理，K9-K10 ■ 给新生儿进行任何操作前后都要洗手
■ 让母亲和陪护认真观察新生儿情况，有问题及时找医生： → 脚凉 → 呼吸困难：呼吸音粗、呼吸加快或减慢、胸部凹陷 → 出血	■ 如果脚凉： → 指导母亲抱着新生儿保暖 K13 → 1h 后复查，如果仍感觉冷，测体温，再施加保暖措施 K9 ■ 如果脐带处出血，检查打结是否松动，重新打结 ■ 如果其他部位出血，立即检查 J2-J7 ■ 如果呼吸困难，或母亲报告有其他异常情况，立即检查新生儿 J2-J7
■ 按照表 K12 进行常规治疗	
■ 对于出院的母亲和新生儿要做体检 J2-J9 新生儿出生 24h 后才可以出院	

▼ **下一节**：早产、低体重儿或双胎的特殊护理

早产儿、低体重儿或双胎的特殊护理

此表适用于低体重儿：早产 1~2 个月，或体重在 1500~2000g 之间，极低体重儿：早产 2 个月以上，体重<1500g，到医院治疗。

护理和监测	异常情况的处理
■ 早产儿或低体重儿住院时间长一些 ■ 允许探视母亲和新生儿	
■ 早产儿或低体重儿（双胎）喂母乳予以特别的支持 K4： → 鼓励母亲每 2~3h 喂奶一次 → 每日评估母乳喂养情况：含接姿势、吸吮、喂奶时间和频率，婴儿吃奶的满意度 J4，K6 → 如果不是母乳喂养，评价一天的进奶量 → 每日称体重，评估增重情况 K7	■ 如果早产或极低体重儿不能有效吸吮，无其他危险症状，考虑更换其他方式喂奶 K5-K6： → 教会母亲直接将母奶挤到婴儿口中 K5 → 教会母亲直接将母奶挤到杯中，用杯子给婴儿喂奶 K5-K6 → 根据日龄确定每日的喂奶量 K6 ■ 如果连续 3d 喂养困难，或体重下降超过 10%，如果没有其他问题，转母乳喂养咨询门诊处置
■ 早产或低体重儿注意保暖 K9： → 确保室温在 25~28℃ → 指导母亲如何通过皮肤密切接触给早产或低体重儿保暖 → 为母亲和新生儿增加毯子保暖 ■ 确保卫生清洁 K10 **不要**给早产或低体重儿洗澡，必要时予以擦洗	
■ 每日对早产或低体重儿进行评价： → 测体温 → 呼吸情况（安静，不哭闹时），听呼吸音，呼吸次数，如果呼吸频率>60 次/min 或<30 次/min，复查心率，看胸部是否凹陷 → 看黄疸情况（生后 10d 内）：出生后 24h 内腹部、手掌和足底情况	■ 如果体温不能保持在正常范围内（36.5~37.5℃）： → 尽可能长时间的母婴皮肤接触 → 尽管已经母婴皮肤接触，但新生儿体温持续 2h 低于 36.5℃，再评估新生儿情况 J2-J8 ■ 如果呼吸困难，评估婴儿情况 J2-J8 ■ 如果黄疸，进行蓝光治疗 ■ 如果母亲有任何担忧，检查婴儿情况及时反馈给母亲 J2-J8
■ 出院指征： → 吃奶好 → 连续 3d 体重增重量适宜 → 连续 3d 婴儿体温在 36.5~37.5℃ → 母亲有能力和信心护理好新生儿 → 母亲无顾虑 ■ 出院时对婴儿进行总评价	■ 如果母亲和婴儿不能在一起，确保每日家访或送医院

评估人工喂养

如果妈妈选择人工喂养，每天给新生儿查体时，要进行喂养情况的评价。
如果妈妈诉乳房疼痛，检查乳房 J9，给产妇提供如何缓解乳房胀痛的建议 K8。

问诊，检查记录

问产妇：

- 你给宝宝吃什么？
- 你觉得喂养的好吗？
- 最近一小时喂了宝宝了吗？
- 喂养有困难吗？
- 每次宝宝吃多少奶？
- 宝宝吃奶满意吗？
- 你给宝宝喂水或其他饮料了吗？
- 你还有什么担忧吗？

如果宝宝出生 1d 多了：

- 24h 喂了几次奶？
- 每天吃多少奶？
- 你的乳房感觉怎样？

视、听、触诊

观察喂奶：

- 如果宝宝已经有几个小时没有吃奶了，让妈妈给宝宝喂奶，观察喂奶 5min，首先让产妇做准备

看：

- 妈妈是否用杯子触碰宝宝的下唇
- 宝宝是否有反应：睁开眼，张大嘴？
- 宝宝是否能有效的吸吮和吞咽奶水，只有少许溢出？

如果产妇刚喂过奶，请她告诉你，下次喂奶时间（宝宝有吃奶的欲望）。

症状	分类	治疗和建议
■（出生 6h）不会吸吮 ■ 停止喂奶	**不会吃奶**	■ **急诊入院 K14**
■（出生 6h）还没有喂奶 ■ 没有用杯子喂奶 ■ 不能有效的吸吮和吞咽，出现溢奶 ■ 每天喂养量不足 ■ 24h 喂奶不足 8 次 ■ 喂其他食物或饮料 ■ 宝宝出生数日，体重增加不足	**喂养困难**	■ 教会产妇人工喂养方法 G8 ■ 教会产妇用杯子喂奶 K6 ■ 建议无论白天还是晚上，按宝宝需求喂奶 ■ 建议母亲不给婴儿喂其他食物或饮料，不用奶瓶喂奶 ■ 对下次喂奶的情况进行评估或进行 2d 的随访
■ 吸吮和吞咽适量的奶，有少许溢出 ■ 不论白天还是晚上，按需哺乳，24h 喂奶 8 次	**喂养正常**	■ 鼓励产妇继续用杯子按需求喂奶 K6

新生儿母乳喂养、护理、预防措施及治疗

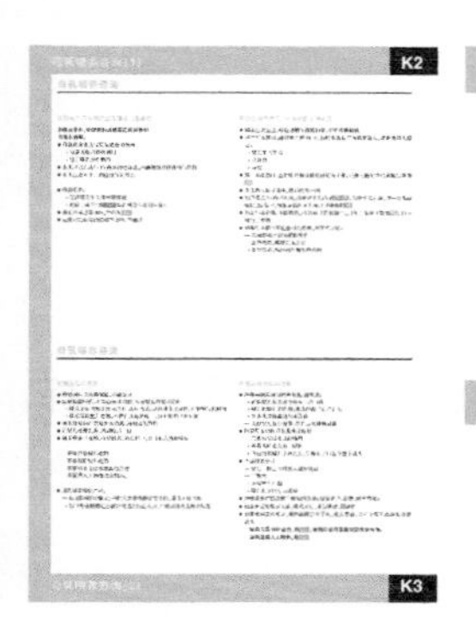

K2 母乳喂养咨询(1)

纯母乳喂养的重要性

帮助母亲及早开奶

K3 母乳喂养咨询(2)

支持纯母乳喂养

教会母亲喂奶正确的含接姿势和舒适体位

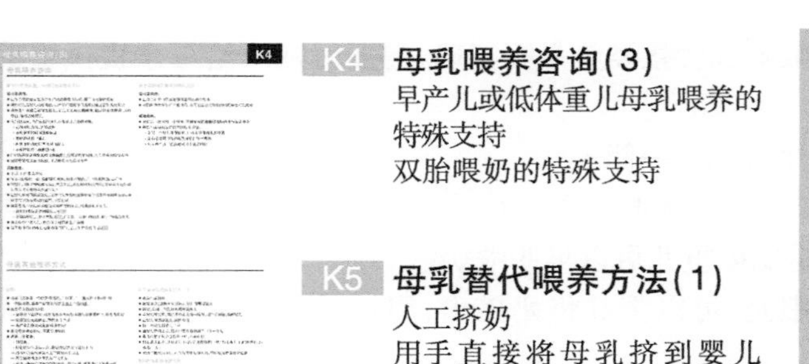

K4 母乳喂养咨询(3)

早产儿或低体重儿母乳喂养的特殊支持

双胎喂奶的特殊支持

K5 母乳替代喂养方法(1)

人工挤奶

用手直接将母乳挤到婴儿口中

教会妈妈如何热母乳

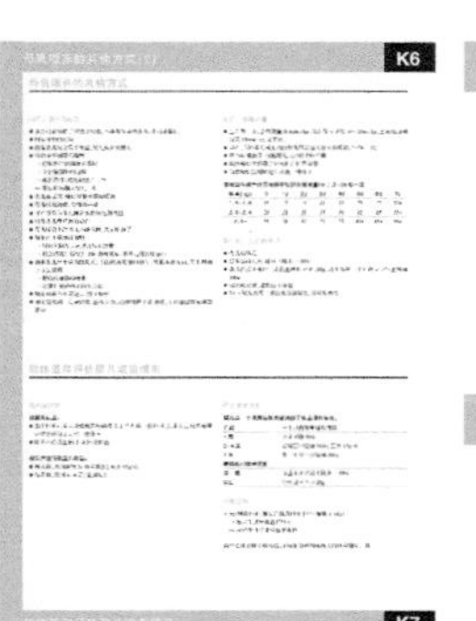

K6 母乳替代喂养方法(2)

用杯子喂母乳

用杯子喂奶量

婴儿吃饱的征兆

K7 称重和评估体重增长

满月称重

评估增重情况

增重范围

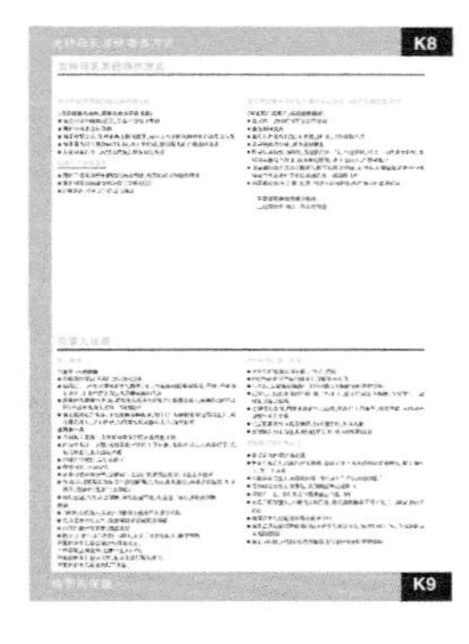

K8 母乳喂养的其他方式

对还不能母乳喂养的妈妈给予支持

指导不能喂奶的妈妈缓解乳房胀痛

如果婴儿没有了母亲

K9 给新生儿保暖

婴儿保暖

早产或低体重儿保暖

母婴皮肤密切接触

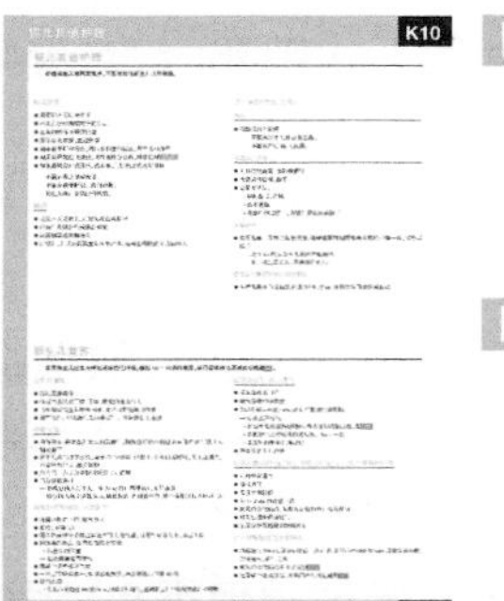

K10 婴儿其他护理

脐带护理

睡眠

清洁卫生

K11 新生儿复苏

保暖

开放气道

如果仍不能呼吸，通气

如果呼吸或哭，停止通气

如果通气 20min 后仍不呼吸

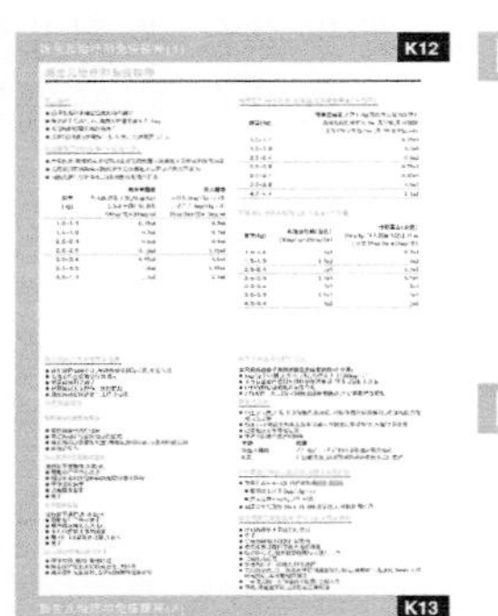

K12 治疗和免疫(1)

治疗新生儿

给维生素 K

双倍剂量抗生素(生后 1 周)

如果母亲 RPR 阳性，肌注苄星青霉素

如果淋球菌性眼炎，注射抗生素

K13 治疗和免疫(2)

疗局部感染

提供眼睛护理

新生儿预防应用异烟肼

为新生儿接种疫苗

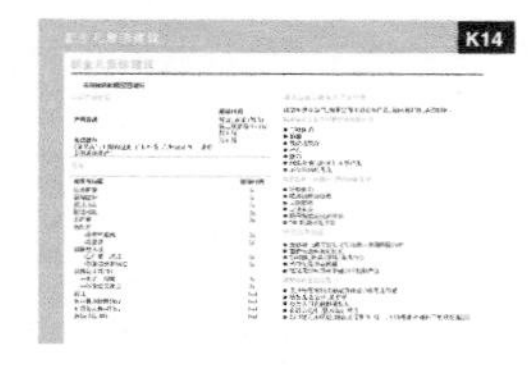

K14 随访建议

常规访视

随访

母亲带婴儿就诊的建议

医院看急诊

- 这一部分详细阐述母乳喂养、新生儿护理、治疗和计划免疫、常规访视和急诊转院等内容
- 阐述良好护理中的普遍原则 A1-A6
- 如果母亲 HIV 感染，见 G7-G11

母乳喂养咨询

孕期和产后咨询纯母乳喂养的重要性

如果有条件，让配偶和其他家庭成员参加
向母亲讲解：

- 母乳包含婴儿需要最适合的营养
  - → 容易吸收和有效利用
  - → 保护婴儿避免感染
- 婴儿应该在出生 1h 内开始吃母乳，不需添加其他食物和饮料
- 婴儿生后 6 个月内应纯母乳喂养

- 母乳喂养：
  - → 促进婴儿生长和母婴接触
  - → 有助于避孕（见 D27 母乳喂养和计划生育）
- 如果母亲感染 HIV，咨询见 G7
- 鼓励母乳喂养的妈妈不喝酒，不抽烟

帮助母亲在产后 1h 内给孩子喂初乳

- 刚出生的宝宝，舒适地躺在妈妈胸部，密切皮肤接触
- 指导母亲开奶，通常在产后 1h 内，协助婴儿有准备找准乳头，准备就绪的标志：
  - → 婴儿来回寻找
  - → 张开嘴
  - → 寻找
- 第一次喂奶时，查看喂哺和含接姿势是否正确，需要时随时给母亲提供帮助 K3
- 婴儿自动松开乳头，然后吃另一侧
- 如果婴儿 1h 内不吃奶，检查新生儿情况 J2-J9，如新生儿正常，过一会儿再喂奶，3h 复查，如果是低体重儿可以早些喂奶 J4
- 如果母亲有病，不能喂奶，可以帮其将奶挤出，用杯子给孩子喂奶 K6，白天用勺子喂奶
- 如果母亲根本不适合母乳喂养，用下列方法：
  - → 吃加热处理过的捐献母乳
  - → 如果没有，喝婴儿配方奶
  - → 如果没有，喝经过处理的动物奶

支持纯母乳喂养

- 母婴同床或离得很近，不能分开
- 鼓励按需哺乳，不管白天和黑夜，只要婴儿有需求就吃
  → 婴儿 24h 吃奶 8 次及以上，出生当天，足月婴儿吃足奶，可能睡很长时间
  → 鼓励低体重儿吃奶，不管白天还是晚上，24 h 喂奶至少 8 次
- 如果她是初产或是少女妈妈，随时提供帮助
- 让婴儿松开乳头，然后吃另一侧
- 如果母亲不在场，将奶挤出，放在杯中，由其他人协助喂奶

不要强迫婴儿吃奶。
不要打断婴儿吃奶。
不要给婴儿喂水或其他食物。
不要用人工奶嘴或安慰品。

- 服药母亲喂奶建议：
  → 母亲服用的《指南》中的大多数药物是安全的，婴儿可以吃奶
  → 如果母亲服用复方新诺明或防治疟疾药，注意监测婴儿黄疸情况

指导正确的喂哺姿势

- 给母亲演示如何抱着婴儿，她应该：
  → 确保婴儿的头和身体呈一条直线
  → 婴儿的脸对着乳房，婴儿的鼻子对着乳头
  → 让婴儿身体靠近母亲身体
  → 支撑婴儿整个身体，不只是颈部和肩膀
- 演示母亲如何帮婴儿含接吃奶
  → 用乳头靠近婴儿的嘴唇
  → 等婴儿嘴张大的一瞬间
  → 快速抱起婴儿靠近乳头，使婴儿下唇包住整个乳头
- 含接好的信号
  → 婴儿口腔上方可见大部分乳晕
  → 口张大
  → 下嘴唇向外翻
  → 婴儿的下巴靠近乳房
- 观察乳头正确含接和吸吮的征象（吸吮有力，较慢，时有停顿）
- 如果含接姿势不正确，吸吮不好，重新调整，再评价
- 如果乳房充盈明显，喂奶前挤出少量奶，乳头变软，以利于婴儿很好的含接乳头

如果母亲 HIV 感染，见 G7，特别建议母亲做喂奶方法咨询。
如果选择人工喂养，见 G8。

母乳喂养咨询

给早产或低体重儿特别的母乳喂养支持

给母亲咨询:

- 让母亲坚信她有能力给早产或低体重儿喂奶,而且有足够的奶量
- 讲解母乳是婴儿最好的食品,给早产或低体重儿喂奶比正常婴儿更重要
- 讲解乳汁外观是如何变化的:前几天的奶水稠而黄,随后奶水变稀释,颜色变白,都可以喂婴儿
- 在最初几天,早产或低体重儿不像足月儿那样吃奶:
  - → 起初吸吮力弱,容易疲劳
  - → 吸吮很短的时间就要休息
  - → 在吃奶过程中睡着
  - → 两次吸吮或吃奶停顿时间较长
  - → 不要因喂奶而唤醒他/她
- 给妈妈讲解如果婴儿吸吮和刺激乳房可以增加奶水,母乳喂养变得容易些
- 鼓励母婴皮肤密切接触,可以使喂奶变得容易些

帮助母亲:

- 生后 1h 给婴儿开奶
- 每 2~3h 喂奶一次,唤醒婴儿喂奶,如果不能醒,在上次喂奶 2h 后进行
- 给婴儿用杯子喂奶需在母乳喂养之后,必要时可加大奶流(让母亲在进行母乳喂养之前先挤出少量母乳)
- 让婴儿长时间接触乳房,允许宝宝在吸吮过程中有停顿或喂养时间较长;如果宝宝仍然有吸奶的欲望,不要打断
- 如果婴儿不能很好地吸吮或吸吮时间不长,可通过如下方式:
  - → 让妈妈将母乳挤到婴儿口中K5
  - → 让妈妈挤奶,用杯子喂婴儿K6,产后第一天挤出的初乳,用勺子喂给新生儿
- 如果喂挤出的母乳,教会母亲观察新生儿吞咽
- 每天称体重(如果有精确的体重秤),记录和评估增重情况K7

给予双胎母乳喂养特殊的支持

给母亲咨询:

- 让母亲相信自己有足够母乳喂养两个婴儿
- 双胎因为大多早产和低体重,有可能需要比较长的时间学会母乳喂养

帮助母亲:

- 开奶后一次只喂一个宝宝,直到宝宝们都能够很好地进行母乳喂养
- 帮助母亲寻找最好的方法喂养双胎:
  - → 如果一个婴儿身体较弱,让母亲给体弱儿多喂奶
  - → 如有必要可以挤奶放到杯中给孩子喂奶
  - → 每天两个孩子轮流吃到两个乳房的奶

母乳其他喂养方式

挤奶

- 母亲需要准备干净的容器储奶，广口壶、广口瓶或杯子都可以用
- 一旦挤出奶，就要在储奶的容器上盖上合适的盖子
- 教会母亲挤奶的方法
  → 当母亲不在现场，或婴儿太小太虚弱不能很好地吸吮时，给婴儿喂奶
  → 缓解乳房充盈状态，帮助婴儿含接
  → 患严重乳腺炎或化脓时排空奶汁
- 教会母亲自己挤奶，**不要**帮助她挤
- 教她具体做法：
  → 彻底洗手
  → 舒适的坐位或站立位，将清洁容器放在乳房下面
  → 拇指和食指放在乳头上下两侧的乳晕上
  → 用食指与拇指挤压乳头下方乳晕
  → 食指与拇指在挤奶时轻轻发力，挤出奶液，流速慢后更换另一侧
  → 两侧交替，至少20~30min
- 挤出母乳后立即用杯子喂给宝宝，如果没有及时喂，母乳应该被置于低温、清洁和安全的地方，通常室温下储存不超过8h，冰箱里储存不得超过24h
- 如果奶流速慢
  → 保暖按摩
  → 挤奶前由他人按摩后背和颈部
  → 教会母亲自己按摩乳头和乳房
  → 立即用杯子给婴儿喂奶，如果不能喂奶，存放在干净、凉爽、安全的地方
- 如有必要，可重复挤奶，24h至少8次，相当于婴儿每3h吃一次奶，或更多次。
- 根本不能母乳喂养时，挤出少许，缓解疼痛 K5
- 如果母亲病重，协助她进行挤奶或替她挤奶

用手直接将奶挤到婴儿口中

- 教会母亲挤奶
- 抱紧婴儿（皮肤密切接触），婴儿嘴靠近乳头
- 挤奶，直到一些乳汁出现在乳头上
- 等婴儿有反应，眼睛和口张大的一瞬间，或轻柔刺激、唤醒婴儿
- 让婴儿闻或舔乳头，试图吸吮
- 挤一些奶流到婴儿口中
- 当婴儿吞咽之后，再挤出更多的奶到口中过一会儿
- 婴儿吃够了奶会自动合上嘴，不再吃奶
- 如果婴儿很小，让母亲每1~2h就这样喂奶一次（如果婴儿不是特别小，2~3h喂一次）
- 灵活掌握喂奶方法，确保每天喂足够的奶，可以通过增重得到验证

教妈妈加热挤出的母乳

讲解和演示如何加热挤出的母乳，让妈妈亲自操作，保证妈妈离开前学会热奶：

- 挤出50~150ml母乳，放到一个450ml广口奶瓶中，盖上盖
- 奶瓶上贴上写有婴儿姓名、日期和时间的标签
- 将奶瓶放入1L容器，将450ml沸腾的水倒入容器或者是让倒入的水的平面距容器开口边缘2cm，如果奶瓶漂浮在容器里，固定奶瓶
- 加热半小时，冷却，喂婴儿，或是放冰箱储存

母乳喂养的其他方式

用杯子喂挤出的奶

- 教会母亲用杯子给婴儿喂奶,不要替母亲喂婴儿,让母亲做到:
- 测量杯中的奶量
- 抱着婴儿使之呈半坐位,婴儿放在大腿上
- 将奶杯举到婴儿嘴唇
  - → 将奶杯轻轻触碰下嘴唇
  - → 上唇接触杯的边缘
  - → 倾斜奶杯,奶流到婴儿口中
  - → 不要将奶倒入婴儿口中
- 婴儿有反应,嘴张开睁开眼时喂奶
- 婴儿吸吮奶液,会溢出一些
- 早产或低体重儿用舌头将奶吃到嘴里
- 可见婴儿吞咽奶的动作
- 婴儿嘴合上时或无兴趣吃时,表示吃好了
- 如果吃不完预计的奶
  - → 喂奶时间加长或增加喂奶次数
  - → 教会妈妈计算婴儿 24h 的喂奶量,不只是每次喂多少
- 如果婴儿出生后的前几天,不能挤出足够的奶量,或根本没有奶,可采用如下方法喂奶
  - → 捐赠的加热的母乳
  - → 家庭自制或购买的配方奶
- 如果母亲不在身边,用杯子喂奶
- 如果能吃到一定量的奶,溢出少许,说明用杯子喂的好,可以通过称量体重维持

用杯子测喂养量

- 生后第一天,总喂奶量为 80ml/kg,以后每天增加 10~20ml/kg,直到增加到每天 150ml/kg,见下表。
- 早产、低体重儿或有病的婴儿可以每天分 8 次喂奶,2~3h 一次
- 查 24h 喂奶量,根据婴儿大小有个体差异
- 继续喂奶直到婴儿每天的进奶量规律
- 每次喂奶后用肥皂和水洗干净杯子

根据出生体重计算用杯子喂奶大概用量(ml),2~3h 喂一次

体重(kg)	0	1d	2d	3d	4d	5d	6d	7d
1.5~1.9	15	17	19	21	23	25	27	27+
2.0~2.4	20	22	25	27	30	32	35	35+
2.5+	25	28	30	35	35	40+	45+	50+

婴儿奶量充足的表现

- 婴儿很满足
- 出生后前几天,体重下降小于 10%
- 婴儿在接下来的一周体重增加至少 160g,或在出生一个月内至少体重增加 300g
- 每次喂奶后,都要洗干净脸
- 3d 内婴儿大便由黑色变为淡棕色,最后到黄色

称体重和评估婴儿增重情况

满月称体重

称婴儿体重:

- 出生体重正常且母乳喂养好的婴儿1个月称一次体重,如果人工喂养或异烟肼治疗每2周称一次体重
- 喂养不好或生病时,到医院检查

称早产或低体重儿体重:

- 每天称,直到连续3d体重增加(至少15g/d)
- 每周称,直到4~6周(达到足月)

评价增重情况

婴儿第一个月用这张表监测孩子体重增长情况。

日龄	一个月内体重增长情况
1周	体重下降10%
2~4周	每周至少增加160g(至少15g/d)
1月	第一个月至少增加300g
精确的日体重范围	
第一周	体重无下降或下降少于10%
以后	每天增重至少20g

增重范围

每天/周称体重,需要准确值的天平秤(精确至10g)

→ 按照手册标准进行校对

→ 按照手册标准检查准确性

简单的弹簧秤不够精准,不能作为每周或每天的体重测量工具

支持母乳其他喂养方式

给予那些不能喂奶的母亲特殊支持

（母亲或婴儿有病，或婴儿太小不会吃奶）

- 教会母亲如何挤奶K5，如有必要给予帮助
- 用杯子给婴儿喂母奶
- 如果母婴分离，让母亲每天探视孩子，或一天至少两次向母亲介绍婴儿情况
- 如果婴儿转入其他医疗机构，有可能的话，确保婴儿吃到挤出的母乳
- 鼓励母亲在自己或婴儿康复后恢复母乳喂养

如果宝宝没有母亲

- 用杯子喂其他母亲捐赠的奶或自制、购买的配方奶替代母乳
- 教护理者如何准备奶并给宝宝喂奶K6
- 2 周随访，称重并评价增长情况

建议那些根本不能母乳喂养的母亲如何缓解乳房充盈-回奶

（婴儿死亡或死产，妈妈选择回奶）

- 乳房在一段时间内可能会不舒服
- 避免刺激乳房
- 戴乳罩将乳房托起，不要紧压乳房，以免引起不适
- 乳房热敷或冷敷，减少乳房肿胀
- 指导母亲挤奶，缓解乳房过度充盈，当乳汁过多时，可以一天内多次挤奶，如果母亲感觉不舒服，就不要这样做，婴儿吃得少，产奶量也少
- 止痛剂布洛芬或对乙酰氨基酚可以缓解疼痛，有些妇女用植物如香草冲水喝或生卷心菜叶子直接放到乳房上敷消肿止痛
- 如果乳房疼痛、肿胀、红热，感觉不适或体温超过 38℃ 到医院就诊

不建议药物治疗减少乳汁。

上述方法长期使用效果更明显。

给婴儿保暖

婴儿保暖

出生至 1h 内保暖

- 分娩室的室温应该在 25~28℃之间
- 通风好:一出生立即给新生儿擦干,将其放在妈妈腹部或温暖、干净、干燥的布单上,干毛巾擦干新生儿身体表面和头发
- 皮肤密切接触至少 2h,将新生儿放在妈妈腹部(断脐之前),或胸部(断脐之后)给新生儿盖上柔软干净的被子
- 如果妈妈有并发症,不能皮肤接触保暖,用干净、温暖的布单包裹新生儿,放在婴儿床上,盖上毯子,如果室温低或新生儿小,辐射保暖

生后第一天

- 给妈妈讲解新生儿保暖对身体健康是非常重要的
- 给新生儿穿上衣服,或用柔软干净的单子包裹,在出生后几天内戴帽子,尤其低体重儿更应做好护理
- 给婴儿穿戴好,盖好小毯子
- 母婴同室,不能分离
- 如果母婴必须分开,保证新生儿穿好衣服或包裹好,并盖上小毯子
- 每 4h 通过摸婴儿的足底评价保暖情况,如果婴儿脚冷,母婴皮肤接触,加盖毯子,再评价(见新生儿保暖)
- 保持室温,母婴注意保暖,如果室温不足,加盖毯子或皮肤接触保暖

在家

- 向妈妈交代新生儿要比其他孩子或成年人多穿衣服
- 尤其是寒冷的天气,注意保持室温或局部保暖
- 白天给孩子穿衣服,或包裹好
- 晚上,让新生儿和妈妈一起睡,或随手可及的地方,便于喂奶

不要将新生儿放在阴冷潮湿的地方。

产后**不要**立即洗澡,应在出生 6 h 后。

不要给新生儿包裹太紧,包裹太紧使婴儿受惊。

不要将新生儿放在太阳下照射。

早产或低体重儿保暖

- 新生儿所处的房间不低于 25℃,通风
- 给妈妈讲解早产或低体重儿保暖的重要性
- 出生后,鼓励妈妈和新生儿尽可能长时间的皮肤密切接触
- 建议使用特别准备的衣服、袜子和帽子、毯子给新生儿保暖,母婴不在一起时更要注意保暖
- 在保暖的房间,用温水给新生儿洗澡,洗澡后立即擦干,继续保暖,不给早产或低体重儿洗澡
- 定期摸足底检查保暖情况,如果感觉冷,加盖衣物
- 再保暖后如果新生儿的脚仍是凉的,到医疗机构就诊

皮肤密切接触再保暖

- 保暖前换掉湿冷的衣服
- 新生儿放在妈妈胸部密切接触,给孩子穿上前开襟的温暖的衬衣,帽子和袜子,并用上尿布
- 衣物盖在新生儿及妈妈胸部,同时加上已经预热过的毯子
- 每小时检查婴儿的体温,直到体温在正范围内
- 母婴在一起,直到婴儿体温升至正常范围内
- 如果是低体重儿,不管白天和黑夜,鼓励妈妈和孩子尽可能长时间皮肤密切接触
- 确保新生儿居住的室温不低于 25℃
- 如果在进行保暖措施的前提下新生儿体温不足 36.5℃超过 2h,重新评估新生儿J2~J7
- 如果去医院,母婴皮肤密切接触或与陪护者皮肤密切接触

婴儿其他护理

护理新生儿前后要洗手，不要与其他新生儿共用物品。

脐带护理

- 脐带护理前后要洗手
- 不要在脐带断端放任何东西
- 包裹的尿布不盖住脐部
- 穿干净的衣服，盖过脐部
- 如果脐带断端污染，用清水和肥皂清洗，用干毛巾擦干
- 如果脐周发红或排脓，或有血性分泌物，对症处理 J2-J7
- 如果脐周发红或排脓，或出血，向妈妈交代及时就医

不要捆绑脐部或腹部。
不要在脐带断端用任何药物。
避免无缘由碰触脐带残端。

睡眠

- 无论白天或晚上，让婴儿睡在蚊帐中
- 让新生儿仰卧位或侧卧睡觉
- 远离烟草或吸烟的人
- 让婴儿，尤其是低体重儿和早产儿，远离生病的孩子或成年人

卫生保健（擦洗，洗澡）

出生

- 仅擦拭血和胎便

不要擦新生儿体表的皮脂。
不要在产后 6h 内洗澡。

生后及在家中

- 每日擦洗面部、颈部和腋窝
- 大便后洗臀部，擦干
- 必要时洗澡：
  → 房间保暖，通风
  → 温水洗澡
  → 洗澡后彻底擦干，为婴儿穿衣或盖被子

其他护理

- 给婴儿裹上尿布以收集粪便，处理脏尿布如同处理女性的护垫一样，完毕后洗手

出生 6h 内或新生儿发冷**不要**洗澡。
除了抗生素点眼，**不要**用任何东西。

低体重儿需要更加仔细的照顾

- 早产儿低体重儿换洗衣服、尿布、洗澡、体检时房间要注意保温

新生儿复苏

如果新生儿出生无呼吸或喘息性呼吸，要在 1min 内进行复苏，采用普遍预防原则预防感染A4。

新生儿保暖

- 结扎剪断脐带
- 将新生儿转到干燥、干净、温暖的抢救台上
- 告知妈妈新生儿呼吸困难，要采取措施帮其呼吸
- 如有条件，可将新生儿包裹后置于热辐射台上抢救

开放气道

- 动作轻柔，将新生儿的头向后仰伸，将折叠好的不超过 2cm 毛巾放在婴儿两侧肩膀下
- 新生儿出生时羊水清，擦干和背部拍打刺激 2~3 次仍无呼吸，先正压通气，不常规吸出口、鼻分泌物
- 只有当口鼻腔分泌物特别多时才清理
- 当分泌物多时
  → 将吸管插入新生儿口中 5cm（自口唇开始），来回抽吸
  → 吸管插入每个鼻孔 3cm，抽吸黏液，直到吸干净，整个操作过程不超过 10s

如果仍没有呼吸，正压通气

- 将面罩扣住下巴、嘴和鼻子
- 密封（不漏气）
- 用 2 指或整个手按压连在面罩上的气囊，根据气囊的大小，挤压 5 次
- 观察胸部起伏，如果胸部没有变化
  → 调整头的位置
  → 检查面罩是否漏气
- 用整个手掌按压气囊
- 一旦面罩贴合良好，胸部出现起伏，每分钟按压气囊 40 次
- 评估心率
  → 如果心率超过 100 次/min，继续正压通气，直到新生儿出现啼哭或自主呼吸

如呼吸或哭，停止通气

- 看胸部有无凹陷
- 数每分钟呼吸次数
- 如果呼吸>30 次/min，没有严重的胸部凹陷
  → 停止正压通气
  → 将新生儿放在妈妈胸部，母婴密切皮肤接触，见D19
  → 监测新生儿呼吸和保暖情况，15min 一次
  → 告诉妈妈新生儿情况好
- 不要让新生儿独处

如果心率<100 次/min、呼吸<30 次/min，或严重胸部凹陷

- 正确步骤通气
- 维持通气
- 安排立即转院
- 每 1~2min 再评估一次
- 向妈妈交代病情，采取的措施和为什么这样做
- 转院过程中保持通气
- 记录分娩及抢救和转院经过

如果无呼吸或喘息样呼吸

- 继续通气 10min，每 60s 评估一次心率，如果心率<60 次/min 或者没有心跳，停止通气，新生儿死亡
- 向妈妈交代病情并予以安慰D24
- 记录整个抢救过程，开具围产儿死亡证明N7

新生儿治疗和免疫接种

婴儿治疗

- 根据婴儿体重确定适宜药物和剂量
- 每个新生儿出生 1h,肌肉注射维生素 K 针 1mg
- 告诉妈妈给婴儿用药的理由
- 大腿(前外侧)注射抗生素,每次用新注射器与针头

给双倍剂量的抗生素(生后第一周)

- 严重疾病、脐部感染和皮肤感染转院前大腿内注射氨卞青霉素和庆大霉素
- 无症状但有感染高风险的新生儿注射氨卞青霉素和庆大霉素 5d
- 两侧大腿注射抗生素,每次用新注射器与针头

体重(kg)	**氨卞青霉素** 每 12h 注射 1 次,50mg/kg+2.5ml 无菌注射用水 500mg/支=200mg/ml	**庆大霉素** 足月儿 5mg/(kg·d)如是早产儿 4mg/(kg·d) 20mg/2ml/支=10mg/ml
1.0~1.4	0.35ml	0.5ml
1.5~1.9	0.5ml	0.7ml
2.0~2.4	0.6ml	0.9ml
2.5~2.9	0.75ml	1.35ml
3.0~3.4	0.85ml	1.6ml
3.5~3.9	1.0ml	1.85ml
4.0~4.4	1.1ml	2.1ml

如果母亲 RPR 阳性,给新生儿苄星青霉素(单剂量)

体重(kg)	**苄星青霉素**,5 万 U/kg 每次在含有 120 万 U 药物的药瓶中加入 5ml 无菌水,则药物浓度为 120 万单位/6ml(即 20 万单位/ml)
1.0~1.4	0.35ml
1.5~1.9	0.5ml
2.0~2.4	0.6ml
2.5~2.9	0.75ml
3.0~3.4	0.85ml
3.5~3.9	1.0ml
4.0~4.4	1.1ml

可疑淋病性眼炎肌肉注射抗生素(单剂量)

体重(kg)	**头孢曲松钠(首选)** (50mg/kg=250mg/5ml	**卡那霉素(次选)** 25mg/kg,最大剂量不超过 75mg (每支 75mg/2ml=35mg/支)
1.0~1.4	1ml	0.7ml
1.5~1.9	1.5ml	1ml
2.0~2.4	2ml	1.3ml
2.5~2.9	2.5ml	1.7ml
3.0~3.4	3ml	2ml
3.5~3.9	3.5ml	2ml
4.0~4.4	4ml	2ml

教会妈妈给孩子在家中治疗

- 详细解释如何治疗，每种药物分别贴标签，单独包装
- 出院前检查妈妈掌握的情况
- 演示如何测量剂量
- 观察妈妈实际操作一次的情况
- 观察妈妈首次给新生儿喂药情况

治疗局部感染

指导妈妈处理局部感染

- 解释和演示治疗过程
- 查看妈妈进行首次治疗的情况
- 如果局部感染情况加重，请妈妈及时联系，尽快到医院就诊
- 连续治疗 5d

治疗皮肤脓包或脐部感染

进行如下述操作，3 次/d：
- 用肥皂和干净水洗手
- 用凉开水和肥皂轻轻地洗掉脓液和结痂
- 干净毛巾擦干
- 表面擦龙胆紫
- 洗手

治疗眼睛感染

进行如下操作，6~8 次/d
- 用肥皂和干净水洗手
- 用煮沸冷却的水洗毛巾
- 湿毛巾擦拭眼部的脓液
- 用 1%四环素眼膏点眼，3 次/d
- 洗手

2d 后对治疗情况进行评价

- 评价皮肤、脐周、眼部情况
- 如果红肿流脓无好转或恶化，去医院
- 如果红肿流脓好转，告诉妈妈继续在家治疗

新生儿异烟肼预防性治疗

如果妈妈被诊断为肺结核且分娩前治疗<2 个月：
- 5mg/kg 异烟肼，1 次/d 口服，连续 6 个月(200mg/片)
- 卡介苗注射推迟到异烟肼治疗结束后，或重复注射卡介苗
- 让妈妈确信母乳喂养是安全的
- 2 周随访一次，或按照国际指南要求随诊，评价体重增加情况

新生儿免疫

- 出生 24h 内，注射卡介苗和乙肝疫苗、口服脊髓灰质炎疫苗，确保出院前完成疫苗接种
- 如果 1~4 周龄的新生儿出生以来没有接受过免疫接种，只接种卡介苗
- 记录免疫卡和体检记录
- 指导下次接种疫苗的时间

年龄	疫苗
出生 1 周内	乙肝疫苗，卡介苗和口服脊髓灰质炎疫苗
6 周	百白破疫苗、口服脊髓灰质炎疫苗和乙肝疫苗

HIV 暴露的新生儿服用抗逆转录病毒药物

- 新生儿出生 6~12h 内首次服药 G9，G12
  - 服用奈韦拉平 2mg/(kg·d)
  - 齐夫拉定 4mg/kg，12h 一次
- 如果新生儿服药 30min 内呕吐或溢奶，再补服相同剂量

教会妈妈在家给孩子喂抗逆转录病毒药物

- 给妈妈讲解和示范如何喂药
- 洗手
- 演示如何用注射器抽取药物
- 母乳喂养或用杯子给婴儿喂母乳
- 喂奶结束前，用注射器将药喂入婴儿口中
- 完成喂药过程
- 观察妈妈下一次喂药操作过程
- 向妈妈交代，第一次喂药后仔细观察婴儿表现，如果新生儿服药 30min 内呕吐或溢奶，再补服相同剂量
- 告知每天同一时间给孩子喂药，连续 6 周
- 开药，保证在下次复诊前有足够药物

新生儿复诊建议

妈妈随访按照 D28 进行。

常规产后访视

	返诊时间
产后访视	首访(在家)第 3d 第二次是第 7~14d 第 6 周
免疫接种 (如果出生 1 周内注射了卡介苗、乙肝疫苗和口服脊髓灰质炎疫苗)	第 6 周

随访

如果有问题	返诊时间
喂养困难	2d
脐周红肿	2d
皮肤感染	2d
眼部感染	2d
鹅口疮	2d
妈妈有	
→乳房肿胀或	2d
→乳腺炎	2d
低体重儿或	
→生后第一周或	2d
→体重增长不满意	2d
低体重儿或/和	
→大于一周或	7d
→体重增长满意	7d
孤儿	14d
异烟肼预防性治疗	14d
可疑先天梅毒治疗	14d
妈妈感染 HIV	14d

建议母亲为新生儿寻求帮助

此表单建议母亲,如果出现下列危险症状,就医的时机,返诊时间:

如果婴儿出现下列情况立即到医院

- 呼吸困难
- 抽搐
- 发烧或发冷
- 出血
- 腹泻
- 刚出生的低体重儿和早产儿
- 不会吃奶的婴儿

如果出现下列情况,尽快去保健院

- 呼吸困难
- 眼流脓性分泌物
- 皮肤脓包
- 皮肤黄染
- 脐带断端发红或流脓
- 24h 吃奶不足 5 次

带婴儿看急诊

- 急诊处置后向婴儿父母交代需要到医院治疗
- 组织安全转运到医院
- 如可能,让母亲陪同婴儿转院
- 携带记录单去医院
- 通过无线电或电话通知医院做准备

在转诊到医院过程中

- 通过母婴密切接触或其他陪护给婴儿保暖
- 给婴儿盖毯子,戴帽子
- 避免太阳直接照射婴儿
- 在转运途中,鼓励母乳喂养
- 如果婴儿不吸奶,转诊又需要 3h 以上,可将母乳挤到杯子里喂婴儿 K6

设备、供应、药品和实验室检查

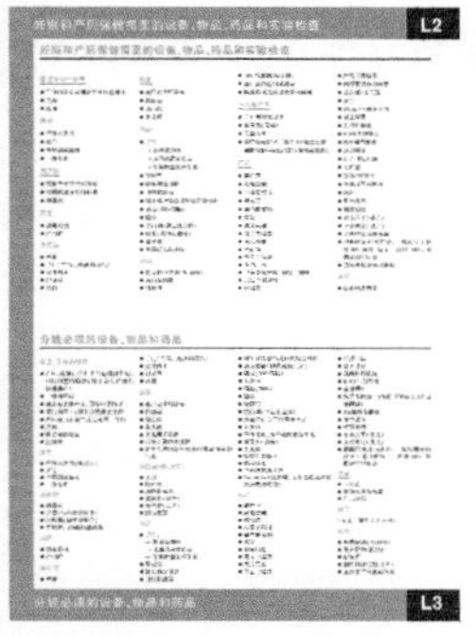

L2 常规和急诊必需的设备、物资、药品和实验室检查

L3 分娩必需的设备、物资和药品

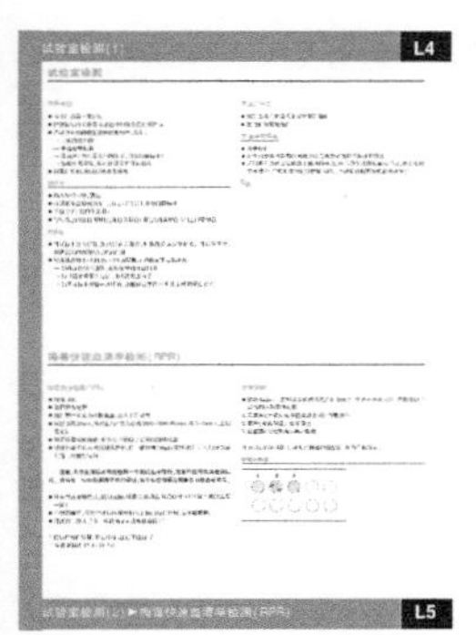

L4 实验室检查(1)

查尿蛋白

查血红蛋白

L5 实验室检查(2)

梅毒快速血清学检查(RPR)

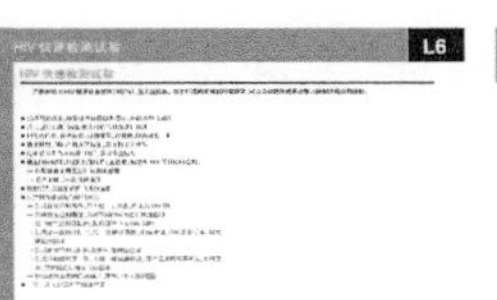

L6 实验室检查(3)

HIV 快速检查

妊娠和产后保健需要的设备、物品、药品和实验检查

温暖干净的诊室

- 干净的诊桌或铺治疗单的检查床
- 光源
- 保暖

洗手

- 干净水供应
- 肥皂
- 指甲刷或棉棒
- 干净毛巾

废弃物

- 盛脏垫子或棉球的桶
- 可回收脏床单的容器
- 利器盒

灭菌

- 消毒器械
- 产钳罐

杂项类

- 壁钟
- 手电(有备用电池和灯泡)
- 交接班本
- 记录单
- 冰箱

设备

- 血压表和听诊器
- 体温表
- 胎心仪
- 婴儿秤

物品

- 手套
  → 在有效期内
  → 无菌或高效消毒
  → 手取胎盘的长手套
- 导尿管
- 针头和注射器
- 静脉输液器
- 用于处理裂伤或侧切缝合材料
- 消毒(70%酒精)
- 棉签
- 漂白剂(氯基化合物)
- 蚊帐(药物处理过)
- 避孕套
- 含酒精的洗手液

试验

- 梅毒检测试剂(如 RPR)
- 蛋白尿试纸
- 储尿杯
- HIV 检测试剂(2 种)
- 血红蛋白检测试剂盒
- 快速诊断试验或光学显微镜

一次性产包

- 产妇用的消毒巾
- 脐带夹(无菌)
- 无菌刀片
- 脐带残端护理用的 7.1%的氯己定二葡糖酸酯(4%氯己定)(凝胶或液体)

药品

- 催产素
- 麦角新碱
- 米索前列醇
- 硫酸镁
- 葡萄糖酸钙
- 安定
- 肼苯哒嗪
- 氨苄青霉素
- 庆大霉素
- 甲硝唑
- 苄星青霉素
- 头孢曲松
- 甲氧苄氨嘧啶+磺胺甲噁唑
- 克霉唑阴道栓
- 红霉素
- 羟氨苄青霉素
- 四环素或强力霉素
- 青蒿素/青蒿脂
- 奎宁
- 2%或 1%利多卡因
- 肾上腺素
- 乳酸林格液
- 0.9%生理盐水
- 50%葡萄糖液
- 注射用水
- 对乙酰氨基酚
- 龙胆紫
- 铁剂/叶酸片
- 小剂量阿司匹林
- 钙片
- 甲苯咪唑
- 周效磺胺
- 奈韦拉平(婴儿)
- 齐多夫定(婴儿)
- 齐夫拉定或维乐命
- 根据国家指南推荐,一线药用于治疗 HIV 感染,每日一次的 ARVs 的固定剂量组合
- 倍他米松或地塞米松

疫苗

- 破伤风类毒素

分娩必须的设备、物品和药品

温暖、干净的诊室

- 产床:能够让孕妇半坐位或侧卧位,可以调整的脚蹬(用于会阴冲洗和仪器助产)
- 干净的床单
- 如果有多张产床,要有帘子隔开
- 清洁的床面(用于分娩改变体位)
- 产床旁边有新生儿复苏用工作台
- 光源
- 保暖加热设备
- 室温计

洗手

- 干净水供应(流动水)
- 肥皂
- 指甲刷或棉棒
- 干净毛巾

废弃物

- 利器盒
- 容器(污染的治疗巾)
- 污物桶(棉签和垫子)
- 装胎盘用的碗和塑料袋

消毒

- 消毒器械
- 产钳罐

杂项类

- 壁钟
- 手电(有备用电池和灯泡)
- 交接班本
- 记录单
- 冰箱

设备

- 血压表和听诊器
- 体温表
- 胎心仪
- 婴儿秤
- 婴儿用听诊器
- 带吸引管的吸引器
- 新生儿用的各种大小的吸氧面罩和气囊

分娩器械(消毒)

- 剪刀
- 持针器
- 动脉钳或夹
- 解剖钳(有齿)
- 海绵钳(无齿)
- 阴道窥器

物品

- 手套:
  → 在有效期内
  → 无菌或高效消毒
  → 手取胎盘的长手套
- 导尿管
- 针头和注射器
- 静脉输液器
- 用于处理裂伤或侧切缝合材料
- 消毒溶液(碘伏或氯己定)
- 消毒(70%酒精)
- 卫生垫
- 酒精(70%)
- 棉签
- 导尿管
- 漂白剂(含氯消毒剂)
- 放在孕妇身下的干净垫子
- 卫生巾
- 干净毛巾,擦干或包裹新生儿
- 脐带夹(消毒)
- 婴儿毯
- 喂婴儿的杯子
- 消毒蚊帐
- 含酒精的洗手液
- 2ml 或 1ml 注射器(为婴儿喂抗逆转录病毒的药物)

药品

- 催产素
- 麦角新碱
- 硫酸镁
- 米索前列醇
- 葡萄糖酸钙
- 安定
- 肼苯哒嗪
- 氨苄青霉素
- 庆大霉素
- 苄星青霉素
- 利多卡因
- 肾上腺素
- 乳酸林格氏液
- 0.9%生理盐水
- 注射用水
- 抗菌素眼膏(1%硝酸银或 2.5%聚维酮碘)
- 1%四环素眼膏
- 维生素 K
- 肼苯哒嗪
- 奈韦拉平(婴儿)
- 齐多夫定(婴儿)
- 根据国家指南推荐,一线药用于治疗 HIV 感染的每日一次的 ARVs 的固定剂量组合

疫苗

- 卡介苗
- 脊髓灰质炎疫苗
- 乙肝疫苗

避孕

(参见计划生育工具书)

试验

- 梅毒试剂(如 RPR)
- 蛋白尿检测试纸
- 储尿杯
- HIV 检测试剂(2 种)
- 血红蛋白检测试剂盒

试验室检测

查尿蛋白

- 在干净容器上做标记
- 把做标记的干净容器交给孕妇并交代到哪留尿
- 指导孕妇如何收集合格的尿标本,告知:
  → 用水清洗外阴
  → 手指分开阴唇
  → 尿流出(避免尿从外阴滴下,以免污染标本)
  → 留取中段尿液,停止排尿前将尿杯移出
- 尿蛋白监测,用试纸法或煮沸法

试纸法

- 插入尿标本中,蘸湿
- 将试纸靠在容器边缘上,以去掉试纸上多余的尿标本
- 等数分钟(见操作说明)
- 与标签上的颜色图对比,颜色从黄色(阴性)到黄绿色和阳性的蓝绿色

煮沸法

- 将尿标本放入试管,加热试管大部分,加热部分尿变得混浊。将试管直立,试管底部的沉淀层就是蛋白质
- 尿煮沸后加2~3滴2%~3%的醋酸,(即使尿不是混浊的)
  → 如果尿色仍不透明,说明尿中仍有蛋白质
  → 如果混浊得尿色变清,说明没有蛋白了
  → 如果尿标本开始是透明的,加醋酸后变得不透明,说明有蛋白存在

查血红蛋白

- 用针头和注射器采血或穿刺针抽血
- 按当地的做法操作

查血中疟原虫

- 扎手指血
- 寄生虫学诊断常用的两种方法是光学显微镜和快速检测法
- 采用哪种诊断方法取决于当地的环境,包括操作技能的掌握程度,患者的经济承受力、疟疾的流行病学特征和使用显微镜诊断其他疾病的可能性

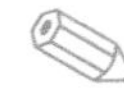

梅毒快速血清学检测(RPR)

梅毒快速检测(RPR)

- 知情同意
- 解释操作流程
- 用消毒针头采 5ml 静脉血,放入干净试管
- 试管静置 20min,分离血清(或离心机 2000~3000 转/min,转 3~5min),上层是血清
- 用采样器吸取血清,要小心不能将下面的红细胞吸出
- 移液器垂直放入圆形测试盘中,将一滴血清(50μl)滴到测试卡中,用牙签或其他工具搅拌混匀

注意:几份血清标本可能在同一个测试盘中进行,注意不能污染其他测试孔。分离每一标本都要用干净的器械,每个标签都要注明患者的姓名或编号。

- 针头与注射器连接,混匀抗原,吸取实验所需的足够样本量(每个测试需要一滴)*
- 注射器垂直,在每个测试区域中加入 1 滴(20μl)抗原,请**不要搅拌**。
- 将测试卡放入手掌中旋转 8min(或机械旋转)**

* 抗原在冰箱冷藏,不能冷冻,注意不能过期。

** 室温在摄氏 22.8~29.3℃。

结果解释

- 旋转 8min 后,将测试卡放到光线充足的地方,检查是否有反应,多数实验卡设有阴性和阳性对照

1. **无反应**(无聚集或极轻微的毛刺)-梅毒阴性
2. **反应**(聚集明显)-梅毒阳性
3. **反应弱**(轻度聚集)-梅毒阳性

注意:反应弱(弱阳),可见到精细的凝集块,如操作板所示。

检测卡样本

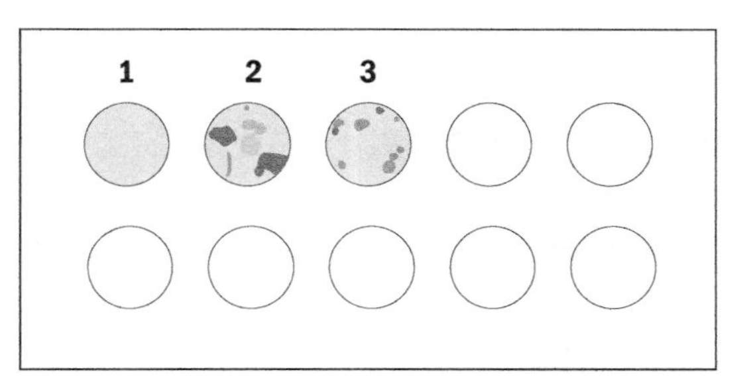

HIV 快速检测试验

产检时使用 HIV 快速诊断试验(RDTs),当天出结果。经过批准的有资质的实验室,可以为孕晚期或是孕期未检测过的孕妇诊断。

- 根据国家政策,向受检者解释检测程序,并做到知情同意
- 采用国际上通用或国家认可的试剂盒进行检测
- 操作台准备,检验标签,试剂批号,有效期,距失效的日期
- 抽血时戴手套,严格无菌操作,废弃物安全处理
- 通知受检者当天或改日到门诊取检查结果
- 抽血的同时可以检测其他项目(血色素,梅毒和 HIV 可以同时检测)
  - → 抽取静脉血用无菌针头和注射器
  - → 采指血时用一次性刺血针
- 按照试剂盒操作说明书进行操作
- 根据操作说明进行结果判定
  - → 如果首次检测阴性,不再进一步检测,结果为 HIV 阴性
  - → 如果首次检测阳性,采用不同的试剂进行快速检测
  - → 如果第二次检测阳性,则检测结果为 HIV 阳性
  - → 如果第一次检测阳性,第二次检测阴性,重新检测,重新采血标本,用两种试剂检测
  - → 如果两次检测均阳性或阴性,做相应记录
  - → 如果检测结果不一致,再用一种试剂检测,或者记录结果不确定,2 周复查,或转院进行确诊试验检查
  - → 将检测结果发回门诊部,注意保护个人隐私 A2
- 工作日志上记录所有检测结果

信息咨询单

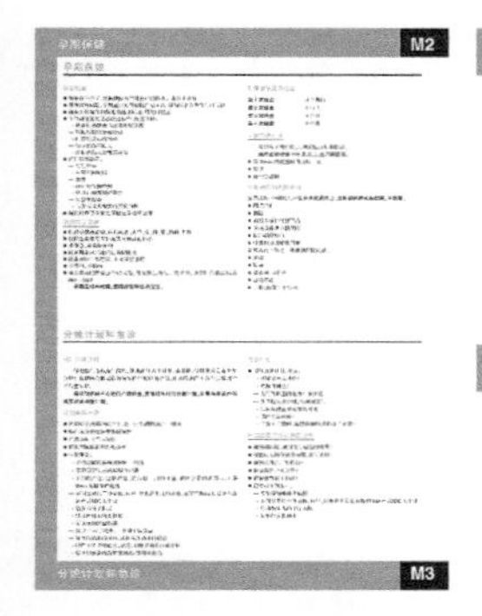

M2 妊娠期保健

孕期产检
自我保健
常规到保健中心检查
了解临产的征兆
危险情况及时就医

M3 出生和急诊计划

制订分娩计划
家庭分娩计划
制订急诊计划
在医院或保健院分娩计划

M4 产后妇女保健

产妇护理
计划生育
定期到保健中心复查
危险症状及时就医

M5 流产后关爱

自我保健
计划生育
了解危险症状
特殊支持

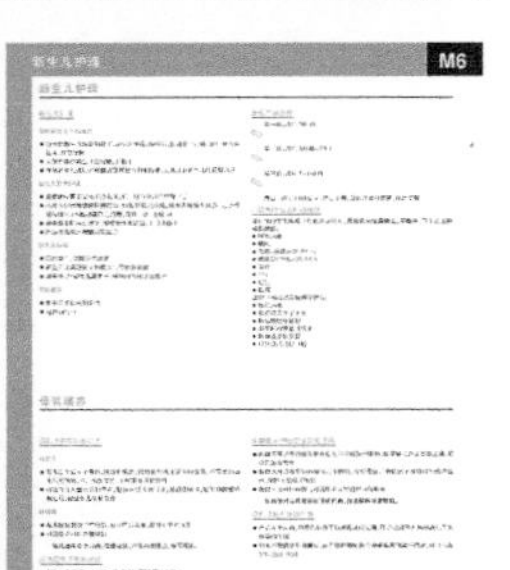

M6 出生后新生儿保健

新生儿保健
定期到保健院检查
危险症状及时就医

M7 母乳喂养

母乳喂养的优点
母乳喂养成功的建议
保健支持
母乳喂养和计划生育

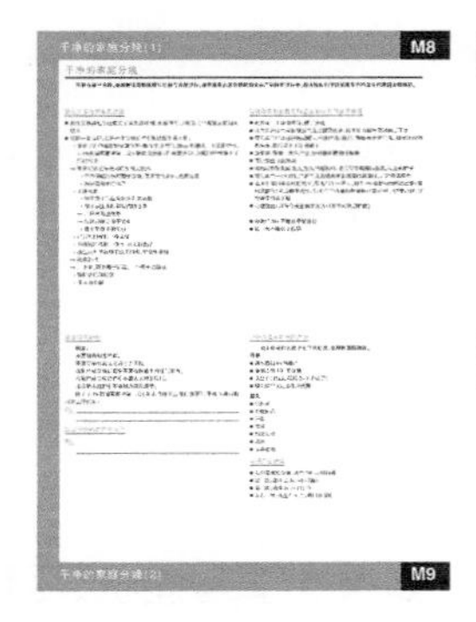

M8 家庭分娩(1)

接生员参与的家庭分娩
告诉孕妇及其家人选择干净安全的场所实施家庭分娩

M9 家庭分娩(2)

避免有害的操作
鼓励有益的传统操作
分娩过程中的危险症状
定期到保健中心就诊

- 这些个性化记录单包含孕妇、配偶及家庭重要的信息，包括制订分娩计划，急诊计划，进行卫生的家庭分娩，产后母亲及婴儿护理，母乳喂养，以及流产后保健措施
- 个性化记录单可以记载孕妇分娩过程中的产程进展和分娩记录

孕期保健

孕期检查

- 如果你怀孕了,到保健院及早进行产前检查是非常重要的
- 即使没有问题,孕期至少到保健院产检 4 次,保健医会告诉你何时复诊
- 如果想咨询你和胎儿的健康问题,可随时就医
- 在你到保健院就诊的过程中,保健医将:
  - → 检查你的健康情况和妊娠进展
  - → 帮助你制订分娩计划
  - → 回答你关心的问题
  - → 治疗贫血和疟疾
  - → 注射破伤风类毒素疫苗
- 进行有关咨询:
  - → 母乳喂养
  - → 生育时间间隔
  - → 营养
  - → HIV 咨询和检测
  - → 坚持正确使用避孕套
  - → 实验室检查
  - → 与你和胎儿相关的其他问题
- 每次检查要带家庭保健记录或登记册

孕期自我保健

- 吃较多健康食物,包括蔬菜、水果、鱼、肉、蛋、奶酪、牛奶
- 按医生要求每天补充铁剂和其他补品
- 多休息,避免提重物
- 睡在用杀虫剂处理过的蚊帐里
- 除非有医生的建议,不要随便服药
- 不喝酒,不抽烟
- 如果你或配偶有感染的风险,每次性生活使用避孕套,预防性传播疾病或 HIV /AIDS

孕期是特殊时期,照顾好您和您的宝宝。

到保健院常规检查

第 1 次检查	4 个月前
第 2 次检查	6~7 月
第 3 次检查	8 个月
第 4 次检查	9 个月

了解分娩前兆

如果有下列症状,尽快到医疗机构就诊。

如果症状持续 12h 及以上,立即到医院。

- 每 20min 或更短时间宫缩一次
- 破膜
- 血性分泌物

立即就医的危险症状

如果出现下列情况,**不管白天还是晚上,立即到医院或保健院,不能等:**

- 阴道出血
- 抽搐
- 剧烈头痛伴视物不清
- 发烧或体虚不能起床
- 腹部剧烈疼痛
- 呼吸加快或呼吸困难

如果出现下列之一**尽快**到医院就诊:

- 发烧
- 腹痛
- 破水 6h 未临产
- 感觉不适
- 手指、面部和下肢水肿

分娩计划和急诊

制订分娩计划

保健医生为你提供信息，帮助制订出生计划，去医院、保健院或是在家里分娩？保健医会根据你的情况给出相应的建议，由熟练助产士参与分娩过程是很重要的。

每次到保健中心进行产前检查，要修订和讨论分娩计划，如果有并发症出现要改变出生计划。

计划家庭分娩

- 选择哪个熟练的助产士，临产时如何跟助产士联系
- 临产或分娩过程中谁做陪护
- 产后 24h 内谁来陪你
- 谁来照顾你家和其他孩子
- 组织准备：
  - → 干净温暖的房间或房间一角落
  - → 家庭保健记录或母婴登记册
  - → 干净的产包，包括肥皂、清洁指甲用的牙签，剪断脐带的新刀片，3 条 20cm 的脐带结扎线
  - → 不同型号的干净衣物，床单、包裹新生儿的衣物、擦宝宝眼睛的毛巾和你临产后用的卫生垫
  - → 给你和孩子保暖
  - → 婴儿所用衣物要保暖
  - → 装胎盘用的塑料袋
  - → 盆，2 个用于洗手，一个用于装胎盘
  - → 储存清洁水的容器，及相关加热水的设备
  - → 助产士洗手用的水，肥皂，和擦手的毛巾或布料
  - → 给孕妇准备的新鲜饮用水/饮料和食物

急诊计划

- 制订急诊计划，考虑：
  - → 到哪家医院就诊？
  - → 你如何到达？
  - → 支付到那里的花费？多少钱
  - → 到医院花多少钱，你如何支付
  - → 如何从现在开始节约开支
  - → 谁陪你去医院？
  - → 当你不在家时，谁替你照顾其他孩子和家？

计划在医院或保健院分娩

- 如何到医院，如何支付运送的费用？
- 在医疗机构分娩的费用，如何支付？
- 如何从现在开始攒钱？
- 谁陪你临产和分娩？
- 谁帮你看孩子和家？
- 记得带下列东西：
  - → 母婴保健手册和病历
  - → 不同型号的干净衣物，床单、包裹新生儿的衣物和你临产后用的卫生垫
  - → 你和新生儿的干净衣服
  - → 足够的食物和水

产后母亲的护理

母亲的护理

- 健康饮食,包括较多的肉食、鱼、油、椰子、干果、麦片、豆类、蔬菜、水果、奶酪和牛奶
- 遵医嘱服铁剂
- 多休息
- 喝足量的干净水
- 睡在杀虫剂处理过的蚊帐里
- 不乱服药,除非是保健机构开具的
- 不抽烟,不喝酒
- 如果你或性伴侣是性传播疾病或是 HIV/AIDS 感染高危风险,建议每次性生活用避孕套
- 每日清洗,尤其是会阴卫生
- 每 4~6h 换一次卫生垫,并予以安全处理

计划生育

- 如果不是纯母乳喂养,产后性生活正常,不采取避孕措施会在产后数周后再次妊娠
- 和保健医生咨询避孕方法,选择最适合你和配偶的方法

常规产后访视

第一次:产后 24h 内

____

____

第二次:产后 3d(48~72h)

____

____

第三次:产后 7~14d

____

____

最后一次:(门诊复查)产后 6 周

____

____

出现危险症状及时就医

如果出现下列情况,**不管白天或晚上,立即到医院就诊:**

- 阴道出血增多
- 抽搐
- 呼吸加快或困难
- 发烧,体虚,不能起床
- 剧烈头痛伴视物不清
- 小腿疼痛、发红或肿胀;呼吸急促或胸痛

出现下列情况**尽快**到医院:

- 乳房或乳头红、肿、张力增加,排尿问题或漏尿
- 会阴疼痛加重或感染
- 伤口感染
- 阴道分泌物有异味

流产后关爱

自我保健

- 休息数日，尤其感觉特别累时
- 流产后的妇女，阴道出血持续数周是正常的（少量出血，像月经量出血或是点滴样出血）
- 流产后一些疼痛也是正常的，如宫缩样痛，舒缓的止痛药可以缓解不适，如果疼痛加剧，立即到医院就诊
- 出血期间，不要有性生活或是阴道放药
- 如果有 HIV 或 AIDS 风险，每次性生活要坚持正确使用避孕套
- 遵医嘱复诊

计划生育

- 记住只要有性生活就有可能怀孕，要采取避孕措施避免非意愿妊娠
- 向医务人员咨询适合你和配偶的最佳避孕方法

识别危险症状

如果出现下列情况**不管白天或晚上，立即到医院就诊：**

- 出血增多
- 发烧，感觉不适
- 头晕或晕厥
- 腹痛
- 后背疼
- 恶心、呕吐
- 阴道分泌物异味

辅助治疗

- 如果你有需求，保健医可以提供单人或团队支持服务

新生儿护理

新生儿护理

保持新生儿干净清洁

- 每天给新生儿洗脸和脖子,必要时洗澡,洗澡后,快速擦干身体,然后穿衣或包裹,注意保暖
- 大便后要给新生儿洗屁股,并擦干
- 在给新生儿进行护理前后要用肥皂和水洗手,尤其接触新生儿的屁股以后

新生儿脐带护理

- 脐带断端覆盖宽松干净衣服,所用尿布应该在脐部下面
- 不要在脐带断端放任何药品,如果是家庭分娩,没有熟练接生员参与,脐带端端用 7.1%醋酸氯己定消毒,每日一次,连续 7d
- 如果脐带断端有污染,用肥皂和水清洗,干毛巾擦干
- 给新生儿做护理前后要洗手

新生儿保暖

- 寒冷季节,保持室内温度
- 新生儿比其他孩子和成人需穿更多衣物
- 如果冷,给新生儿戴帽子,寒冷的夜晚加盖被子

其他建议

- 新生儿平卧或侧卧位
- 远离烟污染

常规产后访视

第一次:出生 24h 内

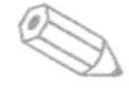 ______________________________

____

第二次:出生 3d(48~72h)

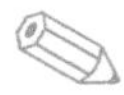 ______________________________

____

第三次:出生 7~14d 内

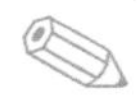 ______________________________

____

最后一次:(门诊复查)产后 6 周,访视时要打疫苗,打过疫苗

出现危险征兆何时就诊

如何你的宝宝出现下列危险症状时,**无论白天还是晚上,不能等**,马上去医院或保健院:

- 呼吸困难
- 抽风
- 发热(体温≥37.5℃);
- 低体温(体温<35.5℃)
- 发冷
- 出血
- 拒乳
- 腹泻

出现下列情况**尽快**到保健院:

- 喂奶困难
- 喂奶每天少于 5 次
- 眼睛脓性分泌物
- 脐带断端流脓或出血
- 眼睛或皮肤发黄
- 口腔溃疡或鹅口疮

母乳喂养

母乳喂养有许多优点

对婴儿

- 婴儿出生后 6 个月内，纯母乳喂养，没有比母乳更适合的饮品，不需要添加水和其他奶，不用添加麦片，不喝茶及其他饮料
- 母乳含有大量水分和营养，能满足婴儿的需要，易消化吸收，能够预防感染和过敏，促进婴儿生长发育

对母亲

- 婴儿吸吮刺激子宫收缩，减少产后出血，最初可能有点疼
- 母乳喂养可以延期妊娠

婴儿出生 6 个月内，仅给母乳，不管白天晚上，按需哺乳。

成功母乳喂养的建议

- 婴儿出生后即放在妈妈身边，或妈妈随手可及的地方
- 生后 1h 内开始喂母乳
- 婴儿吸吮刺激产奶，婴儿喂哺越多，奶量越足
- 每次喂奶，让婴儿先吃一个奶，待其松开乳头，换吃对侧奶，下一次喂奶从对侧奶开始，交替进行
- 给婴儿喂第一口奶（初乳），营养丰富，含有抗体，保护婴儿健康
- 晚上让婴儿和妈妈一起睡，或将婴儿放在触手可及的地方
- 母乳喂养期间，妈妈应该多喝水，吃较多更健康食品，多休息，保证奶量充足

保健医支持你实施母乳喂养

- 保健医可以帮助你采取合适的体位给孩子喂奶，保证婴儿含接姿势正确，减少乳腺炎发生
- 保健医可以指导妈妈如何用手挤奶，在母婴分开的情况下可以将母乳挤出来，用杯子给孩子喂奶
- 保健医还可以帮你与母乳喂养支持组织取得联系

如果你对母乳喂养有任何问题，向保健医寻求帮助。

母乳喂养和计划生育

- 产后 6 个月内，纯母乳喂养可以推迟月经复潮，可以起到保护妈妈避免再次怀孕的作用
- 如果不能满足你的需要，或者喂奶期间你希望采取其他避孕措施，可以和保健医交流、探讨

干净的家庭分娩

不管在哪里分娩,强烈提议有熟练接生员参与分娩过程,那些准备在家分娩的妇女在产前检查过程中,应该按照如下建议准备干净卫生的家庭分娩环境。

接生员参与的家庭分娩

- 接生员和其他家庭成员了解急诊计划,确保在母亲或胎儿出现紧急情况时就医
- 安排一名陪护,在临产和分娩过程中协助接生员工作:
  - → 准备下列物品作好家庭分娩:新刀片,3 根长 20cm 的细线用于结扎脐带,7.1%的葡萄糖酸氯己定(凝胶或液体)作脐带护理,分娩用床需铺上干净的床单
  - → 准备好家庭分娩房间和相关物品
    - → 干净保暖的场所用于分娩,要求空气新鲜,光源充足
    - → 妈妈盖的干净毯子
  - → 干净衣物
    - → 用于擦干和包裹新生儿的衣物
    - → 用于新生儿眼部清洁的毛巾
    - → 产后用的卫生垫
    - → 洗澡后擦身的干毛巾
    - → 接生员擦手的毛巾
  - → 产后妈妈穿的干净衣服
  - → 给妈妈准备的干净水、水果和食品
  - → 接生员和孕妇用于洗手的水、肥皂和水桶
  - → 烧水器械
  - → 三个盆,两个用于清洗,一个用于装胎盘
  - → 装胎盘的塑料袋
  - → 排尿的小桶

指导母亲和家庭实施清洁和安全的家庭分娩

- 确保有一干净的场所,便于分娩
- 接生员在接生或接触新生儿之前要洗手,接生员的指甲要短而且干净
- 婴儿出生后放在妈妈温暖且干净胸部/腹部,彻底擦干新生儿,用干净的布料包裹,然后盖上干净的被子
- 按说明,使用一次性产包,脐带停止搏动时断脐
- 等待胎盘自然娩出
- 给妈妈和婴儿保暖,让婴儿靠近妈妈,婴儿穿衣或用布包裹,头上戴帽子
- 婴儿出生一小时内,当新生儿表现出准备就绪的迹象时,开始母乳喂养
- 在卫生部门推荐的情况下,婴儿出生一周内,用 7.1%的葡萄糖酸氯己定(凝胶或液体)消毒脐带残根;如果在当地葡萄糖酸氯己定不用于脐带护理,保持脐带清洁干燥
- 处理胎盘(以符合安全和文化认可的方式处理胎盘)

- 分娩后 24h **不能**让母婴独处
- 第一天**不给**孩子洗澡

避免有害操作

例如：

不要用药加速产程。

不要等羊水流完之后才去医院。

在临产或分娩过程中**不要**在阴道里放任何东西。

在临产或分娩过程中**不要**人为增加腹压。

胎盘娩出过程中**不要**用力牵拉脐带。

除了7.1%的葡萄糖酸氯己定(如果当地卫生部门推荐),**不要**在脐带断端放置任何东西。

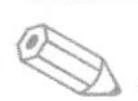

鼓励传统的有益的操作

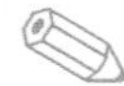

分娩过程中的危险症状

如果你或你的孩子有下列情况,**立即到医院就诊。**

母亲

- 破水超过6h未临产
- 宫缩持续12h未分娩
- 大出血(15min浸湿2~3个垫子)
- 婴儿娩出1h,胎盘未剥离

婴儿

- 低体重
- 呼吸困难
- 抽搐
- 发热
- 感觉发冷
- 出血
- 不会吃奶

常规产后访视

- 如果是家庭分娩,出生24h尽早访视
- 第二次:出生后3d(48~72h)
- 第三次:出生后7~14d内
- 最后一次:出生后6周,到门诊随访

记录与表格

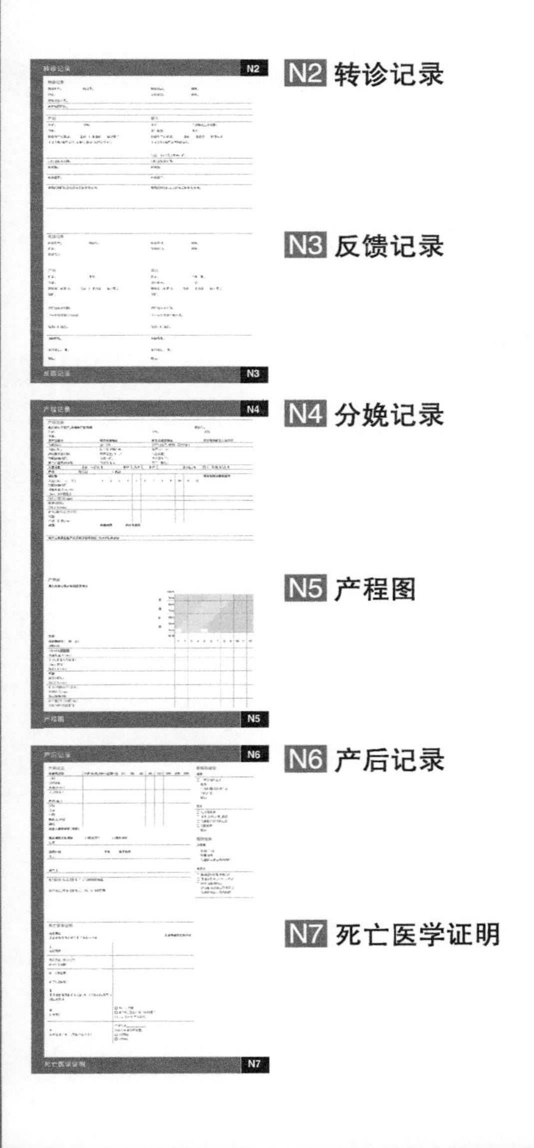

N2 转诊记录

N3 反馈记录

N4 分娩记录

N5 产程图

N6 产后记录

N7 死亡医学证明

- 记录内容不要太多，按表格和内容填写，记录的内容是《指南》推荐的
- 修改整体或局部记录包括孕妇或及家属提供的所有相关的内容，便于监测和病例报告
- 为妈妈和婴儿填写其他记录，如免疫卡

转诊记录

转诊记录			
转诊单位：	病历号：	转诊日期：	时间：
姓名：		接诊日期：	时间：
转诊交通工具：			
由保健医陪同：			

产妇	婴儿
姓名：　　　　年龄：	姓名：　　　　日期和出生小时数：
住址：	出生体重：　　　　孕周：
转诊的主要原因：　□急诊　□非急诊　□陪护婴儿	转诊的主要原因：　□ 急诊　□非急诊　□陪伴母亲
主要表现（临床表现，及血压、体温、实验室检查）：	主要发现（临床表现和体温）： 最近一次（母乳）喂养时间：
治疗过程及时间：	治疗过程及时间：
转诊前：	转诊前：
转诊途中：	转诊途中：
跟妈妈和陪同者交代有关转诊的原因：	跟妈妈和陪同者交代有关转诊的原因：

反馈记录

转诊单位：	病历号：	转诊日期：	时间：
姓名：		接诊日期：	时间：
转诊工具			

产妇	婴儿
姓名：　　　　年龄：	姓名：　　　　出生日期：
住址：	出生体重：　　　　日龄
转诊的主要原因：　□急诊　□非急诊　□陪护婴儿	转诊的主要原因：　□急诊　□非急诊　□陪护婴儿
诊断： 治疗过程及时间：	诊断： 治疗过程及时间：
下一步治疗和护理建议	下一步治疗和护理建议：
随诊时间地点：	随诊时间地点：
预防措施：	预防措施：
如果死亡：日期： 原因：	如果死亡：日期： 原因：

产程记录

此记录用于临产、分娩和产后监测 病历号：

姓名： 年龄： 配偶：

住址：

临产过程中	**母亲分娩情况**	**新生儿出生情况**	**有计划对新生儿的治疗**
入院日期：	出生时间：	活产□死产：新鲜□浸软胎□	
入院时间：	催产素应用时间：	复苏：否□是□	
活跃期开始时间：	胎盘完整：否□是□	出生体重：	
胎膜破裂时间：	分娩时间：	孕周或早产：	
第二产程开始时间：	估计失血量：	第二个胎儿：	

入室检查 多胎□—请注明 胎产式：纵产式□ 横产式□ 胎方位：头□ 臀□ 其他□请注明

产程 潜伏期□ 活跃期□

潜伏期													**有计划对母亲的治疗**
入室时间（ 时 分）	1	2	3	4	5	6	7	8	9	10	11	12	
胎膜破裂时间													
阴道出血（0，+，++）													
10min 内宫缩强度													
胎儿心率（次/min）													
体温（腋温）													
脉搏（次/min）													
血压（收缩压/舒张压）													
尿量													
宫颈口扩张（cm）													

问题	**出现时间**	**治疗与支持**

如果母亲是在临产或分娩过程中转诊，记录时间和原因

产程图

用此表格记录活跃期进展情况

宫颈扩张													
	10cm												
	9cm												
	8cm												
	7cm												
	6cm												
	5cm												
	4cm												
发现	**时间**												

活跃期时长(　时　分)	1	2	3	4	5	6	7	8	9	10	11	12
破膜时间												
快速评估 B3-B7												
阴道出血(0 +++)												
羊水(胎粪污染程度)												
10min 宫缩												
胎心(次/min)												
尿量												
体温(腋温)												
脉搏(次/min)												
血压(收缩压/舒张压)												
宫颈扩张(cm)												
胎盘娩出时间												
催产素(给予时间/量)												
发现问题/详细描述												

产后记录

分娩后监测	产后 1h 内，15min 监测一次				2h	3h	4h	8h	12h	16h	20h	24h
时间												
快速评估												
出血(0+++)												
子宫硬/圆?												
产妇：血压												
脉搏												
排尿												
外阴												
新生儿：呼吸												
保暖												

新生儿异常征象(列表)

母乳喂养时间观察 □喂奶顺利 □喂奶困难

总评

治疗计划	时间	给予治疗
母亲		
新生儿		

如果转诊(母亲或新生儿)记录时间和原因

如果死亡(母亲或新生儿)日期、时间和原因

咨询和建议

母亲

- □ 产后保健和卫生
- □ 营养
- □ 生育间隔和计划生育
- □ 危险症状
- □ 随访

婴儿

- □ 纯母乳喂养
- □ 卫生、脐带护理、保暖
- □ 低体重儿的特殊建议
- □ 危险症状
- □ 随访

预防措施

为母亲

- □ 铁剂/叶酸
- □ 甲苯咪唑
- □ 抗逆转录病毒药物治疗

为婴儿

- □ 细菌感染的危险和治疗
- □ 脊髓灰质炎、乙肝、卡介苗
- □ RPR 结果和治疗
- □ 结核菌素试验结果和预防
- □ 抗逆转录病毒药物治疗

<table>
<tr><td colspan="3">死亡医学证明</td></tr>
<tr><td colspan="2">死亡原因
最主要的死因应该列在下面第一部分</td><td>从发病到死亡的时间</td></tr>
<tr><td>Ⅰ
直接死因</td><td></td><td></td></tr>
<tr><td>既往疾病,诱发死亡
由于(或结果)</td><td></td><td></td></tr>
<tr><td>由于(或结果)</td><td></td><td></td></tr>
<tr><td>由于(或结果)</td><td></td><td></td></tr>
<tr><td>Ⅱ
导致死亡的其他重大疾病,但与本次疾病没有直接因果关系</td><td></td><td></td></tr>
<tr><td>Ⅲ
妇女死亡</td><td colspan="2">□ 死亡时孕周
□ 非孕期,但是产后 42d 内死亡
□ 过去的一年里怀孕史</td></tr>
<tr><td>Ⅴ
如果是婴儿死亡,年龄不足 1 个月</td><td colspan="2">出生体重__________g
如果不知道确切体重:
□ ≥2500g
□ <2500g</td></tr>
</table>

术语表

流产

任何原因导致胎儿在没有生命力的情况下终止妊娠

青春期

10~19岁的年轻人

建议

对某些人的行为给予信息或行动指导

围产期保健(产前检查)

孕期妇女和胎儿的呵护

评估

根据相关信息作出判断，本《指南》中指检查妇女或婴儿，明确疾病的症状

宝宝

出生一周内的男孩或女孩

出生

婴儿娩出或排出后(不考虑脐带是否剪断，婴儿娩出)

分娩和急诊计划

安全分娩计划，在产检检查过程中根据母亲的情况和相关信息，优先考虑的分娩方式；急诊计划是孕期、分娩和产后妇女和新生儿出现紧急情况立即到医院就医的计划

出生体重

胎儿或新生儿出生后测量的

新生儿出生后测量的，对于活产儿，出生体重应该在出生后数个小时即体重下降前测量，并准确记录

图表

本《指南》中指有表格的记录单

分娩

宝宝或宝宝们出生和胎盘娩出

分类

根据妇女或新生儿是否有病或严重程度进行归类

诊所

本《指南》中指一级门诊保健机构，如防治站、乡村卫生所，保健院或医院的门诊

社区

本《指南》中指居住在一定区域的一群人，有共同的文化背景、价值观或标准，在一个指定的区域内的需求或联系要考虑经济和社会不同

分娩陪护

配偶，其他家庭成员或朋友，在临产或分娩过程中陪伴妇女的人

育龄期(妇女)

15~49岁妇女，本《指南》也含10~14岁女孩或大于49岁妇女怀孕、流产、分娩

主诉

像《指南》中描述的，对疾病的症状、关注点、并发症需要评价或分类，便于作出针对性治疗

关心

妇女对自己和孩子的焦虑和担忧

并发症

发生在孕期，病情恶化的情况，包括梗阻难产或出血

自信

能成功的感觉

禁忌证

在其他疾病发生或病情恶化，如梗阻难产或出血

咨询

和妇女联系，支持她解决问题或处理问题观点，强调通过提供支持服务，帮助妇女自己做决定

危险信号

用于解释妇女有威胁生命或其他严重情况发生，需要立即医学干预

急诊症状

威胁生命的症状，需要立即干预

基本的

基础的，必需的，不可缺少的

医疗场所

提供保健服务的地方：健康所，康健中心，医院的妇产科、急诊、或病房

家庭

包括血缘关系的，婚姻关系性伴侣、有法律监护义务的抚养人等，相互支持和帮助

随访

医护人员进行的访视，看是否需要进一步治疗或是需要转院

孕周

从末次月经开始，本《指南》有三种孕周表示方法

三个月	月	周
第一	<4 个月	<16 周
第二	4~6 月	16~28 周
第三	7~9+月	29~40+周

喘息

新生儿呼吸时发出的弱小声音，是呼吸困难的表现

家庭分娩

在家中分娩（由熟练接生员、传统接生员、家庭成员或孕妇本人接生）

医院

本《指南》中医疗保健机构，有病床，物品和提供专业技术服务，能够治疗有并发症妇女或新生儿

综合管理

妇女在孕期、分娩前后和新生儿保健等各个环节，进行产前检查，预防和处理并发症，并提供咨询和心理指导等整个服务过程

产程

按照本《指南》，从规律宫缩到胎儿和胎盘娩出的一段时间

低出生体重儿

出生体重小于 2500g

产科门诊

有床位的保健中心或医院，妇女和新生儿可以获得保健服务、生孩子、进行紧急救助

流产

或自然流产，无生命力的胎儿从子宫排出体外

监测

重复观察测量重要体征或观察危险症状

新生儿

新出生的孩子，本《指南》中新生儿和婴儿互用

配偶

怀孕妇女的男性伴侣，（丈夫或是自由同居）是婴儿的父亲或性伴侣

产后保健

为妇女提供产后服务，从胎盘娩出到产后 2 周

产褥期保健

为妇女提供产后服务，如从胎盘娩出到产后 42d

院前的

到达医院前的阶段

怀孕

从妇女最后一次月经到临产/选择性剖宫产或流产的时期

早产

孕 37 周前分娩

早产儿

早出生，孕 37 周前分娩，如果不知道孕周，提前一个月出生

初级卫生保健

基本卫生保健可以在乡村或社区进行，科学实用，社会接受度高，（提供妇女和儿童保健，计划生育、计划免疫、常见病和外伤治疗，提供基本药物）

初级卫生保健水平

保健所、保健中心或产科门诊，提供正常妊娠和分娩保健的医院

先兆

需要立即干预的某些危及生命的严重情况

快速检查

首诊的医务人员快速检查、评估妇女和新生儿的健康状况，是否有紧急情况处理

快速评估和处理

系统评价妇女最严重症状和体征，对威胁生命的情况进行紧急处理，紧急转到上级医疗机构

再评价

观察妇女或新生儿某一种情况经过处理后有无改善

建议

应该按《指南》进行的操作或意见

转诊

将妇女或新生儿送到高一级别的医疗机构进行诊治，包括与转诊机构交流，开转诊单，转运安排，交通工具及转诊过程中的治疗和护理

中心医院

提供全程产科服务包括解决手术、输血和新生儿护理中出现的问题

术语表

再感染

感染了 HIV 病毒相同菌株或不同菌株

替代喂养(人工喂养)

喂养婴儿不是用母乳,而是用其他食物替代,满足他/她所有营养需求

二级医疗保健

专业化程度较高的保健机构,如有 X 光辅助诊断,普通外科,孕期和分娩中并发症防治,非常见病和严重疾病的诊断和治疗(一般是区级或是省级医院,训练有素的专业人员)

休克

危险症状,表现极度虚弱、无力或意识不清,肢体发冷,脉搏细速,可以由严重感染或大出血、梗阻性难产引起

症状

医生通过看、听、触诊和测量发现的健康问题,在身体的反应,如出血、抽搐、高血压、贫血,呼吸快等

熟练接生员

专指有助产技术的人员(如助产士、医生和护士),经过专业培训,可以胜任正常分娩、诊断或产科并发症识别,

本《指南》中指有助产技能的人:

- 已经获得了执业资质或有注册证。专业部门许可
- 可以在医院、诊所、保健单元、在家庭和其他服务场所开展工作
- 能够胜任下列工作:
  - → 在孕期、产后和新生儿护理等方面提供必要的检查和保健指导
  - → 提供接生服务,包括给妇女和新生儿提供预防保健服务,识别异常情况,必要时提供转诊服务
  - → 为妇女和新生儿提供急诊服务,胜任产科操作,如手取胎盘,新生儿复苏,开处方,肌肉注射或静脉输液
  - → 为妇女、家庭和社区居民提供健康咨询

瘦小的婴儿

早产或低出生体重儿

平稳

维持现状,情况没有恶化

死产

出生的婴儿没有生命迹象(无呼吸、心跳和喘息音)

监产

妇女进入产程后持续看护

体征

妇女的健康问题,如疼痛或头痛

足月

指出生时妊娠满 37 周

妊娠分期

见孕龄

极低体重儿

婴儿出生体重不足 1500g,或孕周小于 32 周

世界卫生组织的定义尽可能引用,本《指南》中对临床保健进行了修订(列出了修改原因),没有官方定义的,本《指南》提供操作流程,方便使用

名词缩写

AIDS　艾滋病，即获得性免疫缺陷综合征，是由于人类免疫缺陷病毒（HIV）引起的，AIDS 是 HIV 感染的最后和最严重阶段

ANC　妇女和胎儿孕期保健

ART　三种或三种以上的抗逆转录病毒药物组合使用，用于治疗孕期 HIV 感染、实施母乳喂养的妈妈，避免传染婴儿

ARV　指抗逆转录病毒药物，指药物本身，而不是应用

BCG　卡介苗，预防结核，出生时接种

BP　血压

BPM　每分钟心跳

FHR　胎儿心率

Hb　血红蛋白

HB-1　出生时接种，预防乙型肝炎的疫苗

HMBR　家庭监护记录，记录孕妇或新生儿在妊娠、分娩期间的信息

HIV　人类免疫缺陷病毒，是引起 AIDS 的病毒

INH　异烟肼，用于治疗结核

IV　静脉内（输液或灌注）

IM　肌肉注射

IU　国际单位

IUD　宫内节育器

LAM　哺乳期闭经

LBW　低出生体重儿，指出生体重小于 2500g

LMP　末次月经，据此计算预产期

MCTC　HIV 的母婴垂直传播

NG　胃管，从鼻孔插到胃里，用于喂养

ORS　口服水溶液

OPV-0　口服脊髓灰质炎疫苗，预防小儿麻痹，OPV-0 为出生时服用

QC　为首诊的妇女或新生儿进行的快速评估检查，确定其健康状况，是否有急诊情况需要解决

RAM　快速评估，识别妇女重要功能是否正常，最严重的症状和体征，威胁生命的重症。急诊转到上级医疗机构

PAL　有关肺部健康的实践指南

RAM　快速评估

RPR　梅毒血清快速检查试验，可以指导临床

STI　性传播感染

TBA　帮助产妇接生的人员，通常熟练接生员要经过专业培训或向其他接生员学徒才有资格获得

TT　预防破伤风的疫苗

>　大于

≥　大于等于

<　小于

≤　小于或等于